社区（老年）教育系列丛书

"医"养天年

老年疾病自我防护及养生技能

主 编 周毕军 李 玲

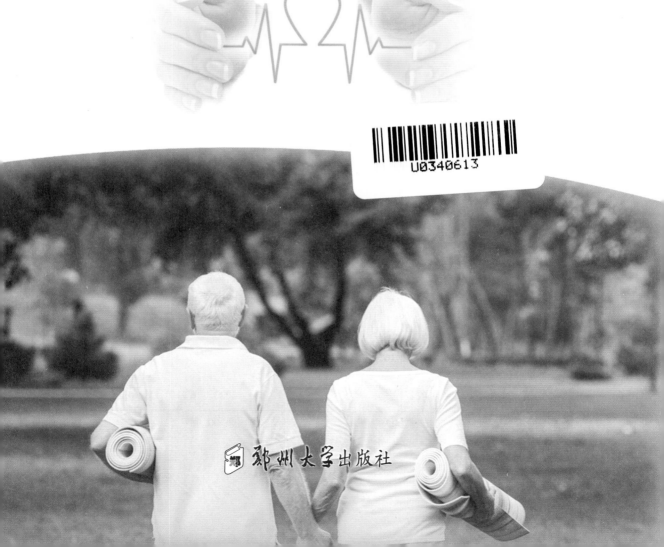

郑州大学出版社

图书在版编目（CIP）数据

"医"养天年：老年疾病自我防护及养生技能／周毕军，
李玲主编. —郑州：郑州大学出版社，2022.6
（社区（老年）教育系列丛书）
ISBN 978-7-5645-8700-0

Ⅰ. ①医… Ⅱ. ①周… ②李… Ⅲ. ①老年病-防治-
中老年读物 Ⅳ. ①R592-49

中国版本图书馆 CIP 数据核字（2022）第 076794 号

"医"养天年：老年疾病自我防护及养生技能
YI YANG TIANNIAN：LAONIAN JIBING ZIWO FANGHU JI YANGSHENG JINENG

选题策划	孙保营　宋妍妍	封面设计	耀东设计
责任编辑	席静雅	版式设计	陈　青
责任校对	王晓鸽	责任监制	凌　青　李瑞卿

出版发行	郑州大学出版社	地　址	郑州市大学路 40 号（450052）
出版人	孙保营	网　址	http://www.zzup.cn
经　销	全国新华书店	发行电话	0371-66966070
印　制	河南美图印刷有限公司		
开　本	787 mm×1 092 mm　1/16		
印　张	14.75	字　数	153 千字
版　次	2022 年 6 月第 1 版	印　次	2022 年 6 月第 1 次印刷

书　号	ISBN 978-7-5645-8700-0	定　价	56.00 元

社区(老年)教育系列丛书
编写委员会

· ·
· ·

主　任　赵继红　孙　斌

副主任　杨松璋　秦剑臣

委　员　王　凯　成光琳　周小川

　　　　江月剑　梁　才　张海定

《"医"养天年 老年疾病自我防护及养生技能》

作者名单

· ·

主　编　周毕军　李　玲

副主编　雷　云　黄金珠

编　委　（以姓氏笔画为序）

　　　　王运贤　刘润秋　李　玲　周毕军

　　　　侯　萍　黄金珠　雷　云

前　言

∴∴∴∴∴∴∴∴∴∴∴∴∴∴∴∴∴∴∴∴∴∴∴∴∴∴∴∴∴∴∴∴∴∴

　　中国是世界上老年人口最多的国家,同时也是世界上人口老龄化速度最快的国家之一。2016 年民政部公布的数据显示,截至 2015 年年底,我国 60 岁以及以上老年人口 22 200 万人,占总人口的 16.1%,其中 65 岁以上人口 14 386 万人占总人口的 10.5%。编写老年医学教材是开展老年医学教育的基础工作,是进行老年医学教育的重要工具,是保证老年医学教育工作顺利开展的前提。

　　本书旨在服务社会老年人群,为他们提供简单易懂、信息准确的医学科普知识,指导他们进行自主学习和自我检测,从而对本人及家人健康状况有初步的认识。通过调研,遴选对老年读者有针对性的内容,杜绝晦涩深奥、难以理解的内容,择取家庭必备常见病、多发病的应知应会知识,通过"自学""自练""自做",使老年朋友们熟悉老年医学相关知识及常用养生技能,对老年常见疾病的防治有较准确的认知,可以更好地维护健康,提高生活质量和幸福指数。

本书的编写，紧扣老年人的特点，深入调研老年人对医学知识及养生技能的需求，遴选适宜的内容，主要包括老年人的健康标准解读、健康预警、应急防护、膳食与营养、中医养生保健以及老年人常见病、多发病的认知与防治等。语言表达尽量将专业术语简单化、口语化，简明浅显，使阅读者易学易懂。

由于时间仓促，书中难免错漏，欢迎指正，我们将在以后的修订中改正和完善。

编者

2022 年 2 月

目　录

项目一 开启"医"养天年之旅

任务一 中国健康老年人的标准及其解读

▌ 情景再现

张女士,68岁,老伴去世多年,独自一个人居住,感觉每天生活很单调,心情有些郁闷。子女们都说:"您年龄大了,一个人多注意休息,享享清福,带孩子、操持家务的那些事儿都不用操心。"这让她感觉自己真的老了,不中用了,对于家庭,对于社会,她就是一个多余的人。

一、老年人的概念

随着社会的发展,中国已成为世界上老年人口最多的国家,同时也是世界上人口老龄化速度最快的国家之一。

那么什么才是老年人的定义呢?

人们常规的思维认为老年人或许是弯着腰、驼着背,或者拄着拐杖,或者有花白的头发,等等。世界卫生组织界定"老年人"的年龄,不是 55 岁,也非 60 岁,而是分三个阶段。一般来说,发达国家 65 岁及以上为老年人,发展中国家以 60 岁及以上为老年人。联合国世界卫生组织最近经过对全球人体素质和平均寿命进行测定,对年龄的划分标准做出新的规定,见表 1-1。

表 1-1　联合国世界卫生组织人生五个年龄段划分

阶段	青年人	中年人	老年人		
			年轻老人	老年人	长寿老人
年龄范畴	44 岁及以下	45～59 岁	60～74 岁	75～89 岁	90 岁及以上

相对而言,世界卫生组织的这一划分标准能较准确地反映老年人的健康状况。因此,被世界各国广泛采用。

二、健康老年人的标准

2013 年中华医学会老年医学分会对健康老年人的标准进行了修订,共计 5 条:①重要脏器对年龄增长没有导致器官的功能异常,无重大疾病,相关疾病发生的高危因素控制在与其年龄相适应的达标范围内,个人具有一定的抗病能力;②认知功能基本正常,对环境适应能力良好,生活态度乐观积极,自我满意或自我评价好;③能较好地处理家庭和社会的人际关系,积极参与家庭和社会活动;④日常生活活动能力正常,生活基本能够自理;⑤营养状况良好,体重适中,具有良好生活方式。

三、健康老年人标准解读

通过对新修订标准的分析我们可以发现,关于健康老年人强调以下几个方面:①强调了人体重要器官会随年龄增长而发生改变,这个改变不是病理性改变,强调功能性改变而不是发生疾病性改变;②强调了相关疾病的高危因素,只要控制在与其年龄相适应的达标范围内就可以,这样就突出了老年人身体与其他年龄阶段的不同,在具体评估时要考虑到老年人的身体特点,不能够因某一点改变,就轻易对健康予以否定;③强调认知能力在老年人健康中的重要性,老年人的自我满意对老年人健康理念的重要意义;④鼓励老年人积极参与社会活动,积极融入家庭和社会,让他们意识到整个生命过程中体力、精神状态和社会参与的潜力,即使高龄仍能发挥对家庭、同行、社会及国家的贡献,增加幸福感和归属感;⑤强调了即使老年人有某种疾病,虽然只能维持基本的日常生活,也可视为健康老年人;⑥倡导老年人养成健康的生活习惯,积极预防疾病的发生。

学习感受留言板

张女士的困惑,您有吗?当我们步入老年时期,我们不仅要有健康的身体,还要有积极的心态,我们应该积极地参与到家庭和社会生活中去,这样既让我们的老年生活更加充实,也更加丰富多彩。张阿姨面临的困境,也是当前我们老年医学发展需要解决的问题,也是每一位子女、每一个家庭以及社会需要共同关注的问题。您还有哪些感想,请写下来吧!

学习感受留言板

（周毕军）

任务二 "医养"为"天年"护航

一、"积极老龄化"与"健康老龄化"

随着社会的发展,中国现已是世界上人口老化速度最快的国家之一,根据第六次全国人口普查结果显示,与2000年第五次全国人口普查相比,十年增加7390万人,增长5.84%,第六次全国人口普查的部分数据,见表1-2。

表1-2 2010年第六次全国人口普查数据表

全国人口总数:1 339 724 852人（13.4亿人）			
年龄段（周岁）	0~14岁	60岁及以上	65岁及以上
人口数（万人）	22000	18000	12000
百分比（%）	16.60	13.26	8.87
与第五次人口普查增降比（%）	下降6.29	增长2.93	增长1.91

中国人口年龄结构的变化,说明随着中国经济社会快速发展,人民生活水平和医疗卫生保健事业的巨大改善,老龄化进程逐步加快。针对社会老龄化,2002年世界老龄大会提出实现"积极老龄化",倡导"健康老龄化"。

"健康老龄化"应该是老年人群的健康长寿,以及老年群体实现身体心理和社会功能的完美状态。就是说一方面是指老年人个体和群体的健康,另一方面是指老年人生活在一个良好的社会环境中。

"积极老龄化"表达了比健康老龄化更为广泛的意思,其包含三个支柱,即"健康、参与、保障",是从社会的角度提出来的。"健康"是指提高老年人生活质量,减少其因衰老带来的疾病,使其慢性疾病得到治疗和康复,以延长老年人社会参与的时间。"参与"是指老年人根据自己的能力、需要和喜好,参与社会经济、文化和精神活动。老年人通过各种方式参与到家庭、社区和社会发展中去,利用自己积累的知识、技能和经验继续为家庭、社区和社会做出贡献。"保障"是指在老年人不能照顾自己的情况下,支持家庭和社区通过各种途径努力照料他们。

二、"天年"需要"医养"

老年医学的目标不是治愈某个疾病,而是为老年人提供全面合理的治疗照护与保健服务,最大限度地维持或改善患者的功能状态,提高其独立生活的能力和生活质量。老年医学临床诊疗模式首先要从"疾病为中心"的诊疗模式向"患者为中心"的个体化诊疗模式转变，不仅关注疾病本身，更关注老年人的日常生活能力，其次应该从"慢性病治疗"模式向"失能预防"模式转变，充分发挥老年康复学和护理学的作用。

要实现"健康老龄化"和"积极老龄化"的目标，全面发展老年医学是关键，"医养"必须为"天年"护航，只有健康的体魄、健康的心态才是老年人积极参与家庭、参与社会相关事务的保障。

医养结合是一种有病治病、无病疗养、医疗服务和养老服务相结合的一种新型养老模式，是老年人享有健康生活的保障。我们所说的"医"主要包括老年人疾病诊疗、健康保健、健康咨询、日常体检、居家护理和慢性病管理等相关服务；"养"主要包括对老年人的生活起居的照顾、精神心理的关怀、其他文娱体美活动的服务等。

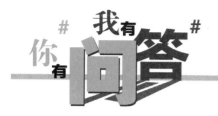

问题1:什么样的人属于健康老年人呢?

答:健康老年人是指我们身体的状况要和我们年龄相匹配,心态要积极乐观,拥有良好的生活方式,愿意主动参与到家庭和社会相应的事务中去,利用继续自己积累的知识、技能和经验继续为家庭、社区和社会做出相应的贡献。

问题2:医养结合的养老方式是否有相关政策文件?

答:有的,2019年党的十九届四中全会审议通过的《中共中央关于坚持和完善中国特色社会主义制度、推进国家治理体系和治理能力现代化若干重大问题的决定》,提出"加快建设居家社区机构相协调、医养康养相结合的养老服务体系",为协调推进我国养老服务体系建设指明了方向。

(周毕军)

项目二　老年人健康筛查

任务一　日常生活中潜在的健康预警信号

▌情景再现

王先生,66 岁,退休工人,最近有些咳嗽,吃了几天药没有出现好转,恰巧有一邻居因为持续咳嗽去医院检查后诊断为肺癌,王先生听说后特别害怕,总是感觉自己健康有问题。时不时地和邻居们聊天,暗暗探听别人的一些症状,然后又往自己身上对照,最后感觉自己有可能患有肺癌,还有可能有胃癌,产生了巨大的心理压力。

一、老年生活健康预警信号

（一）心血管疾病预警信号

1. 心绞痛

心前区突然出现疼痛、心慌。大多都是发作性的压榨痛和绞痛以及憋闷痛。有时候疼痛的感觉会从胸骨后往心前区开始，还会往上放射到人体的左肩和手臂，甚至会出现在患者的小指或者无名指上，患者通过休息或者服用硝酸甘油可得到缓解。

疼痛多持续几分钟，很少超过 15 分钟，休息或含服硝酸甘油后缓解。经常在劳累、情绪激动、过度兴奋、受寒、饱食、心动过速时发生，或者是在休克时也可能诱发。若出现上述情况要注意冠心病的发生，及时进行检查治疗。

2. 心肌梗死

心前区剧烈疼痛是急性心肌梗死最主要的症状，多发于清晨。患者心前区剧烈疼痛，持续时间比心绞痛更长时间，可达数小时或更长，休息不能缓解，病人通常烦躁不安、出汗、恐惧、胸闷或有濒死感。疼痛中期可出现血压下降，严重的出现烦躁不安、面色苍白、皮肤湿冷等休克症状，甚至出现急性心力衰竭。吸烟,高糖、高脂、高盐饮食和不良生活习惯的人群也容易发生，属于该疾病的危险诱发因素。

晨起 6~12 时交感神经活动增加，心肌收缩增强，心率加快，血压升高,这个时间段容易发生急性心肌梗死;饱餐后,尤其进食大量脂肪食物后,血脂增高,血液黏稠度增高,血流缓慢,出现心肌缺血缺氧症状;除此之外,重体力劳动、情绪过分激动、血压剧烈升高或用力排便时等,导致心脏的负荷增大,容易造成不稳定斑块破裂,出现急性心肌梗死。

(二)脑血管疾病预警信号

1. 阿尔茨海默症预警信号

这是一种不可逆的认知功能衰退,目前无法治愈,但药物治疗能改善症状。那么哪些现象我们需要警惕呢? 简单归纳为"六失":①失忆,以记忆力下降为主,首先是近期记忆力减退,丢三落四,不记得刚做过的事、刚说过的话;后期出现远期记忆力下降,不能回忆自己的生活经历,严重时不记得家人的名字等。②失认,指定向障碍(时间、地点、人物),早期主要是以时间障碍为主,不知道年月日,逐渐发展到对地点的障碍,不清楚自己所处的地方,容易迷路。晚期不认识家人,甚至自己也不认识自己。③失语,指语言障碍,早期可出现说话用词困难,随后阅读困难,言语重复,严重时出现丧失语言理解和表达能力。④失用,主要表现为不能正常操作,不能做连续性的动作,比如说不会使用牙刷、筷子等。⑤失算,计算能力下降,不能正确地计算出简单的数学运算。⑥失维,空间思维能力下降,分辨不出哪栋楼是自己家,自己在家中却走不出房间,判断、理解、分析能力下降等。若家里老人有这些症状时一定要引起重视,及时就医,争取早发现、早治疗。

2.脑卒中预警信号

脑卒中即俗话说的脑中风,这是一种突然起病的脑循环障碍性疾病。各种原因所引起的脑动脉狭窄、闭塞、破裂而造成急性脑血液循环障碍,可以分为缺血性脑卒中和出血性脑卒中。发病的高危因素有高血压、糖尿病、心脏病、血脂代谢紊乱、脑血管畸形、过度肥胖。大多由情绪波动、忧思恼怒、过度饮酒、精神过度紧张等因素诱发。

常见预警信号有:突然头痛,口眼歪斜,流口水,眼前发黑,站立头晕,睡不醒,突然牵拉眼皮儿,走路跑偏突然晕倒,手脚麻木无力,看东西重影,记忆力下降,等等。

知识链接

中风的前兆口诀

言语含糊,嘴角歪斜。手脚不抬,笑不出来。

必要时可以进行以下测试:①微笑测试,请患者露齿微笑,患者一侧面部表情不正常;②举手测试,请患者闭眼双臂平举10秒,一只手臂无法维持;③言语测试,患者说话不清,说不明白,甚至无法说话。

若出现上述情况,第一时间拨打120,就近治疗。在医务人员到来之前,尽量让患者仰卧头偏向一侧,注意清理口中的呕吐物或者痰液。安抚患者,保持镇静,不要盲目服用药物或者是进食。

（三）女性生殖健康预警信号

1. 乳腺癌预警信号

乳腺癌是女性常见的恶性肿瘤,据资料统计,45~50岁是发病的一个高峰期,随着人口老龄化,老年乳腺癌患者人数逐年上升。超过45岁的人群都要加强健康体检意识,以便于乳腺癌的早期发现和早期治疗。

乳腺癌的7个预警信号:①乳房肿块,大多数乳腺癌患者出现乳腺肿块,常为单个、不规则、活动度差的硬性肿块,多不伴有其他症状,洗澡或乳房自检时无意发现;②乳房疼痛,可出现乳房隐痛、刺痛、胀痛或钝痛等疼痛表现;③乳头溢乳,可出现乳头溢出淡黄色、乳白色、血色、水样物,尤其注意血性溢液多提示乳腺癌;④局部皮肤改变,可出现橘皮样改变,酒窝似的凹陷,炎症性红肿,等等;⑤乳头改变,可因为肿瘤侵犯乳头或乳晕下区时,导致乳头偏向一侧、回缩或凹陷;⑥发现两侧乳房不对称,可能是因为肿瘤的存在或与胸壁粘连,该侧乳房可出现体积或形态的变化;⑦腋窝淋巴结肿大,部分患者早期即出现腋窝淋巴结肿大。出现以上症状建议及时就医,明确诊断。

2. 宫颈癌预警信号

宫颈癌是女性常见恶性肿瘤之一,人乳头状瘤病毒(HPV)感染是重要的致病因素。

宫颈癌的早期预警信号:①阴道接触性出血,性交后可出现阴道出血,出血量根据患者个人体质不同,可多可少;②白带异常,可以混有血性,伴有恶腥味,可能因为肿瘤的增大,瘤体继发感染,使阴道分泌物增多;③疼痛,早期性交时会出现性交痛,晚期由于癌细胞的转移可出现下腹或者腰骶部疼痛;④伴随症状,子宫颈癌发展后,可能发生尿频、尿急,也可引起盆腔和下肢疼痛,下肢肿胀等。对于高危人群需要定期进行宫颈癌筛查,比如 HPV 检查,争取早发现、早诊断、早治疗。

(四) 男性生殖健康预警信号

随着我国经济水平和人民生活水平的提高,人均寿命延长,我国前列腺癌发病率呈逐年上升趋势,成为影响我国中老年男性健康的首要问题。故前列腺癌筛查的目的是降低筛查人群的前列腺癌病死率且不影响筛查人群的生活质量,增加前列腺癌的检出率,发现早期前列腺癌。

前列腺癌筛查的方法:对身体状况良好,且预期寿命 10 年以上的男性开展基于血清前列腺特异抗原(PSA)检测的前列腺癌筛查,每 2 年进行 1 次,血清 PSA 检测根据患者的年龄和身体状况决定 PSA 检测的终止时间。PSA 检测高危人群包括:年龄大于 50 岁的男性;年龄大于 45 岁且有前列腺癌家族史的男性;年龄大于 40 岁且基线 $PSA>1\mu g/L$ 的男性。不推荐将前列腺健康指数、MRI 检查等作为前列腺癌筛查的常规手段。

(五) 其他疾病预警信号

老年疾病的健康预警信号还有很多,如糖尿病、高血压、慢性支气管炎、哮喘、前列腺增生等疾病,将在其他章节介绍,不再重复介绍。

二、老年人就医注意事项

1. 家属陪伴

最好有一位了解患者病情的家属陪伴就医,以便与医生交流病情,尤其是神志不清、老年痴呆、中风、精神异常、聋哑的老人等。

2. 物品携带

就诊时请携带身份证、社保卡、银行卡或者现金,如有既往病历资料(如病历本、化验单、检查报告等),平时将这些物品放置在固定位置,以便看病时拿起就走。

3. 记录日常状况

针对老年人的记忆特点,建议准备记录本一个,记录日常一些不舒服的感觉,出现的时间、持续的时间、服了什么药物、服药后有什么不良反应等,以及这次就医想跟医生咨询哪些问题,开什么药,等等,避免就医时遗漏。

4. 检查准备

根据可能要做的不同检查做好必要的准备,如抽血化验、上消化道钡餐、胃镜、肠镜等需要空腹;禁食禁水;做肝胆 B 超需要空腹,做泌尿系 B 超需要憋尿;做核磁共振检查身上不带金属性物品;等等。还有一些特殊检查或者专科检查前的注意事项,我们也应该知悉一些,有备而来,不贻误时机。

5. 预约就诊

如果你需要看专家门诊,最好采取预约就诊,避免等待时间过长。可采取网络或者电话预约,也可以采用跟医生在诊室预约挂号、窗口预约、自动预约等服务,减少等待时间。

学习感受留言板

对于王先生来说,要想解除自己的心理压力。首先,要正确理解健康的概念,每个人的身体状况不一样,不能把别人出现的症状往自己身上对照。其次,同一种疾病也有不同的症状,对我们自己来说,也应该掌握一定的疾病相关知识。最后,我们身体一旦出现异常情况,应该及时往医院就诊,以明确诊断,而不应该盲目自我猜疑,增加自己心理压力。

学习感受留言板

（周毕军）

任务二 老年性常见疾病的筛查

▌情景再现

吴阿姨,60 岁,平时身体健康,两个月前单位进行体检时,发现宫颈细胞学检查结果异常,随后进行宫颈活组织检查,确诊早期宫颈浸润癌。一起跳广场舞的伙伴们听说后,都很诧异,没听说啥异常,怎么就宫颈癌了呢？不过因为发现得早,经过手术治疗后,吴阿姨已经手术后出院,后期需要定期进行复查。

人到了一定年纪,身体功能自然会下降,身体会发出许多疾病的早期信号,预示疾病的发生。那么,早期筛查发现这些危险信号,可以阻断疾病的发生发展,从而获益。

一、老年人身体健康的自我筛查

1. 体温

人的正常体温为 36~37 ℃,低于此温度为"低体温",高于此温度为发热。前者常见于长期营养不良的患者、高龄体弱的老人,也可见于甲状腺功能减退症、休克等疾病患者。发热的话常见于各种原因的感染,应该警惕,应及时就医做必要的检查。

2. 脉搏

正常人脉搏每分钟 60~100 次,如出现过慢、过快、强弱不等、快慢不定等情况即为心脏不健康的表现。老年人心率较慢,但一般不应低于每分钟 55 次。若平时心率较慢,某时突然增至 80 次以上,可能会有潜在疾病,应予以关注。

3. 呼吸

健康人呼吸平稳、规律,每分钟 12~20 次,如发现呼吸的频率、深度、节律异常,呼吸费力,有胸闷、憋气感,则为异常表现,应及时就医。老年人心肺功能较差,活动后可能有心悸气短的表现,休息后很快能缓解的,不应认为是疾病的表现。

4. 血压

健康人血压不超过 140/90 mmHg(即收缩压/舒张压)。老年人随年龄的增长血压相应升高,但收缩压超过 160 mmHg 时,无论有无症状均需服药。血压升高应到医院就诊,不宜私自服药。

5. 睡眠

成年人每日睡眠 6~8 小时,老年人应适当午睡。入睡困难、夜醒不眠、白天打盹、嗜睡等均为睡眠障碍的表现。

6. 饮食

成年人每日主食量最好不超过 500 克,老年人最好不超过 350 克。若出现多饮多食,应考虑甲亢、糖尿病等疾病的存在。每日主食量不足 250 克,食欲丧失达半个月以上,应检查是否有潜在的炎症、肿瘤。

7. 排尿

健康人每日排尿 1~2 升,间隔 2~4 小时排尿 1 次,夜间排尿间隔不定。当然排尿次数也和饮食、饮水量有直接关系。正常尿液为透明状、淡黄色、少许泡沫。如尿色、尿量异常,过频排尿,排尿困难或疼痛等均为不正常表现,应及时就诊。尤其老年男性夜尿次数增多,常见于前列腺疾病。

8. 排便

健康人每日或隔日排便一次,老年人尤其高龄、少吃、少动者可 2~3 天排便一次。大便性状、颜色、次数异常可反映直肠、结肠病变。

9. 体重

长期稳定的体重是健康的重要指标。短时间内迅速消瘦见于甲亢、糖尿病、胃肠病、肝脏疾病、恶性肿瘤等疾患。体重短期内增加可能与高血脂、甲状腺功能减退症、腹部疾患有关。

10. 精神

健康人精神饱满,行为敏捷,思维清晰,情感合理,否则应检查是否有心脑血管和神经骨关节系统疾病。

二、老年人常见恶性肿瘤的筛查

恶性肿瘤的人群筛查是癌症二级预防的重要措施。胃癌、食管癌、肝癌、结直肠癌、肺癌、乳腺癌、宫颈癌及鼻咽癌为我国癌症防治重点。

1. 胃癌

早期胃癌症状不明显，容易被认知为胃病。凡有下列情况者，应做进一步检查：①40岁以上，原因不明的食欲变差、上腹不适伴消瘦；②原有慢性胃病史，未经有效治疗，近期症状明显加重者；③原因不明的呕血、黑便或经检查持续大便潜血试验阳性者；④已确诊为胃溃疡、胃息肉、萎缩性胃炎的患者伴有肠上皮化生、异型上皮增生等癌前病变应定期复查；⑤胃大部切除术后，近期又出现消化道症状者。若出现以上情况建议及时就诊，必要时做胃镜检查。

2. 食管癌

噎食是食管癌早期常见的信号，必须引起充分重视。早期食管癌常有以下症状：咽下食物有阻挡感，食管内异物感，食物滞留感，咽喉部干燥与紧缩感，胸骨后疼痛或咽下痛，剑突下或上腹部烧灼痛。这些症状可自行消失，但会反复出现。在情绪波动、心情抑郁时更容易发生，但尚不影响进食，易被忽略。如果出现逐渐加重的吞咽困难则更应该警惕食管癌的可能，建议及早做胃镜检查。

3. 肝癌

早期多数肝癌患者可有右上腹（肝区）疼痛不适，食欲不振，疲乏无力，上腹胀满等症状。当然这些症状并非肝癌所特有，相当一部分肝癌（直径小于 5 cm）可能没有任何症状。尤其以下情况更应该注意：①有肝癌家族史者；②有慢性肝炎病史者或乙肝病毒携带者，未做有效治疗，应该定期做好检查；③长期饮酒过度者或肝硬化患者；④原因不明的黄疸、腹水者；⑤出现右上腹或中上腹持续性隐痛、胀痛或刺痛，以及食欲减退、腹胀、恶心、呕吐、腹泻等。

肝癌早期的征象是多方面的，可以出现某一种症状，也可能出现多种症状，我们要提高警惕，尤其出现上述情况者，更应该慎重，及早到医院就诊。必要时可以做肝脏 B 超、肝功能化验、甲胎蛋白（AFP）测定以及其他相关检查，早发现、早治疗。

·4. 大肠癌

大肠癌包括我们所说的结肠癌和直肠癌。近年来，我国结直肠癌发病呈现显著上升趋势，危害严重，而通过筛查可有效降低其死亡率，因此应作为重点筛查的肿瘤。结直肠癌筛查的目标是 50~75 岁人群。

常见早期征象包括：①不明原因的血便，大便带血是所有大肠癌的早期重要症状之一，可出现黑便、黏液便、黏液血便等；②排便习惯及性状的改变，包括大便次数的增多，便秘、腹泻或两者交替，解便不尽、排便困难等；③不明原因的下腹疼痛伴消瘦者；④既往患者有慢性溃疡性结肠炎、大肠息肉、大肠腺瘤而出现上述症状，更应进行相关的检查。出现上述预警信号应该及时就医,必要时做肠镜检查。

5. 肺癌

我们常说的肺癌多指原发性支气管肺癌,简称肺癌,是指原发于气管、支气管和肺的恶性肿瘤。肺癌常见的早期预警信号包括:①刺激性干咳,可无痰或少许泡沫痰,继发感染时痰量增多呈黏液脓性。后期可出现咳血痰或痰中带血丝,咳嗽伴有胸闷、气促等表现,咳嗽伴有不明原因的中低度发热等。②喘鸣,肿瘤引起支气管狭窄造成部分阻塞,可产生局限性喘鸣音。③胸闷、气急,肿瘤引起支气管狭窄、压迫大气道、上腔静脉阻塞以及肺部广泛侵犯时可引起胸闷、气急。④胸痛,可表现为隐痛、钝痛,随呼吸、咳嗽而加重。若出现肩部或胸背部持续疼痛,常提示上肺叶内侧近纵隔处有肺癌外侵可能。⑤其他,还可出现不明原因的发热、呼吸困难、声音嘶哑、吞咽困难等。

6. 乳腺癌

乳腺癌的筛查及早诊早治在发达国家早有定论,WHO(世界卫生组织)推荐在卫生资源充足的地区施行。我国专家推荐妇女乳腺癌的筛查年龄以 40 岁开始为宜。乳腺癌筛查目标人群需签署知情同意书,进行问卷调查(包括:人口学资料、生理和生育情况、乳腺相关疾病史和乳腺癌家族史等)和风险评估。

(1)一般风险人群应每 1~2 年一次乳腺 X 线检查或乳腺超声。

（2）高风险人群应每年一次乳腺 X 线检查联合乳腺超声，必要时联合乳腺核磁检查。

（3）致密型乳腺人群应每 1~2 年一次乳腺 X 线检查联合乳腺超声。

7. 宫颈癌

（1）美国癌症协会（ACS）建议 25 岁时开始进行宫颈癌筛查，并且在 65 岁之前每 5 年进行一次人乳头瘤病毒（HPV）初筛（首选）。如果 HPV 初筛不能进行，那么建议 25~65 岁的个体每 5 年进行一次 HPV、细胞学联合检测或每 3 年单独进行一次细胞学检查。

（2）年龄大于 65 岁、过去 25 年无宫颈上皮内瘤变（CIN2）和病史、65 岁之前 10 年宫颈癌筛查记录为阴性者，可停止所有形式的宫颈癌筛查。

（3）如果没有足够的记录证明先前的筛查符合停止筛查的标准，则年龄大于 65 岁且没有能影响预期寿命的疾病的女性，应继续进行筛查，直到符合停止筛查的标准。

（4）预期寿命有限的女性，不管年龄大小，都可以停止宫颈癌筛查。

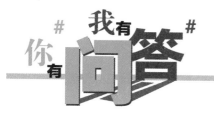

问题 1：乳腺增生是乳腺癌吗？

答：乳腺增生和乳腺癌是两种不同的疾病，只是临床上有些症状比较相似。乳腺增生是一种良性的病变，和内分泌功能紊乱有关，发生恶变的概率一般不大。而乳腺癌是恶性肿瘤。如果乳腺增生伴随有导管上皮不典型增生，出现细胞异型性，则容易出现癌变的可能。二者在临床症状上有一些相同症状，比如说乳房肿块。在临床诊断上，我们可以通过乳腺彩超、乳腺 X 线检查来进行初步鉴别。

问题 2：肿瘤筛查结果出现异常，一定是癌吗？

答：肿瘤筛查发现异常问题，不一定就是癌症，需要进一步做病理检查确定诊断结果。如果确诊癌症，可以根据肿瘤类型、分化程度、临床分级而采取手术切除治疗、化疗、局部放疗以及抗肿瘤中药治疗等，越早期的肿瘤，治疗效果越好。

问题 3：什么是肿瘤标记物？肿瘤标记物数值升高一定是得了恶性肿瘤吗？标记物正常就可以完全排除恶性肿瘤的存在吗？

答：肿瘤标记物是肿瘤在人体内生成、增殖的过程中，肿瘤细胞产生的一种物质或者是人体组织对肿瘤反应所产生的一种物质。肿瘤标记物的检测对于肿瘤的诊断以及治疗效果分析有着重要的参考意义。肿瘤标记物并非指代某一种物质，而是一类物质的总称。目前发现的肿瘤标记物有80余种,较为常用的有30余种。目前,没有任何一种肿瘤标记物为某一种肿瘤专有,肿瘤标记物的升高也不一定代表存在恶性肿瘤,肿瘤标记物正常就可以完全排除恶性肿瘤的存在。但相关肿瘤标记物是辅助诊断的重要依据,另外,诊断需结合病史、症状、B超、CT等影像检查乃至活检或最终手术的病理结果。

学习感受留言板

吴阿姨很困惑,没有任何症状,怎么就患宫颈癌了呢?这是由于恶性肿瘤的早期症状很不典型,尤其是在早期,肿瘤体积比较小的情况下,对人体影响小,是很难被发现的。随着肿瘤增大,对本身或周围器官造成影响,症状越来越明显,这时再去就诊往往已经到了晚期,丧失了最佳治疗时机。所以只有我们思想上高度警惕,定期进行健康体检,发现异常,及时明确诊断,才能尽早发现恶性肿瘤,尽早治疗,维护身体健康,幸福老年生活。

学习感受留言板

（王运贤）

项目三　老年人合理用药

任务一　家庭用药基本知识

情景再现

王大爷,71岁,既往有冠心病史。一日心绞痛发作,头晕、心前区压榨性疼痛,老伴赶紧从王大爷的贴身衣兜中找出装有硝酸甘油的棕色小瓶,给王大爷连续服了3片后,胸痛没有缓解,拨打120急救电话,但王大爷在急救车送往医院的路途中死亡……

一、谨遵医嘱、明白用药

药品是一种特殊的商品。日常生活中,我们在药店中能够买到的药品分为处方药和非处方药两种。

处方药是指需凭医生开写的处方才能从药房或药店买到,且须在医生监控或指导下使用的药品。如果有了疾病,一定要咨询正规医院或卫生服务中心的执业医师,诊断清楚后,严格遵循医生所开写的处方用药。

非处方药是指不需凭医生开写的处方,消费者可以自行判断、购买和使用的药品,国际通用的非处方药的英文缩写是OTC,也就是说您"可在柜台上购买的药物"(over the counter drug)。在非处方药的包装上,必须印有国家指定的非处方药专有标识"OTC"。OTC的特点是:应用安全、疗效确切、质量稳定、使用方便。OTC的品种主要有维生素类、滋补剂、微量元素补充剂、感冒咳嗽用药、支气管扩张剂、抗酸剂、消胀剂、轻泻剂、足部保健制剂、口腔清洁用品及其他外用药等。

所以,我们可以自行购买的是非处方药,也就是OTC类药物。我国的OTC分为甲、乙两类,红底白字的是甲类、绿底白字的是乙类(如图3-1)。相对而言,乙类非处方药较甲类非处方药安全,您可以这样记忆:绿色更安全。

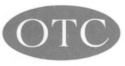
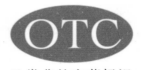

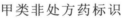

甲类非处方药标识　　　乙类非处方药标识

图3-1　非处方药专有标识图案

在我国,为了保障人民生命健康,新药在上市之前,做过严格的临床试验,对药物的使用剂量、给药方法、服药时间及用药疗程都做了科学研究,因此,无论是处方药,还是非处方药,一定要按照医嘱或药品说明书的要求用药,不能随意服用。以下几点值得注意。

1.用药的剂量要个体化

药品说明书规定的药物剂量,是标准体重的青年人的剂量,所以用药剂量还要根据个人的情况调整用药,也就是用药剂量个体化,如果偏瘦体重轻,需要适当减少,如果偏胖体重大,需要适当增加剂量;如果肝功能和肾功能不好,药物的代谢和排泄会减慢,需要减小用药剂量。

2.选择合适的给药方法

口服是最简单、经济、安全的给药方法。静脉注射及静脉滴注适用于危重急症,或是口服难以吸收的药物,因为有输液反应等不良反应,所以,能口服的药物尽量不采取静脉给药。外用的药物切记不能用于口服。眼部等黏膜用药的洁净度要求高、刺激性小,可用于皮肤消毒的药物如医用酒精,不能用于眼部,再如红霉素眼膏既可用于眼部感染,也可用于疖、痈等局部皮肤感染,而红霉素软膏则只能用于局部皮肤感染,不能用于眼部。抗心绞痛的常用药物硝酸甘油如果口服给药,到达作用部位的量很少,达不到治疗目的,所以,必须采用舌下给药的方法才能达到有效治疗剂量,服用时一般采取坐位,将药片压在舌头下面,就可以通过舌下静脉迅速到达冠状动脉,起到扩张血管、缓解心绞痛的作用。

缓释制剂和控释制剂是为了延长给药时间,维持稳定的血药浓度专门设计的。药片中间有一条凹型分隔线的可以掰开分两次服用,没有的则不能掰开服用,嚼碎服用则失去了意义(图3-2A)。除非说明书上有明确说明可以倒出来服用胶囊剂,其他的是不能倒出来服用的,尤其是缓释胶囊,有不同类型的颗粒(图3-2B),倒出来服用就不能按照原来设计的时间起效,还有可能刺激胃肠,甚至产生严重的后果。

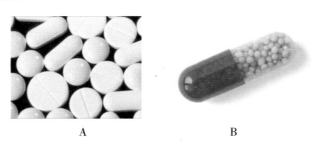

图3-2　缓释及控释片剂、胶囊剂

对胃的刺激性较大的药物,如阿司匹林、红霉素,制作成肠溶制剂(图3-3),这种制剂在胃中的酸性环境不溶解,到肠道中的碱性环境中才能溶解,因此要整粒吞服。

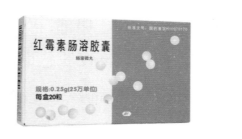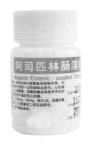

图3-3　肠溶片或肠溶胶囊示例

栓剂有直肠栓剂和阴道栓剂,按说明书的方法做好局部清洁,最好是睡前使用。

3. 把握适当的用药时间和疗程

按照药理学原理,药物给药时间的间隔越均匀,血液中药物浓度波动越小,所以,一日3次给药的药物,最好每8小时用药一次;

一日 2 次给药的药物,最好每 12 小时用药一次;一日 1 次给药的药物,最好在每日固定时间给药。为避免对胃肠的刺激,多数药物宜在饭后服用,但部分药物为了避免受到食物的影响而减少吸收,需要在饭前服用。还有些药物,不同的给药时间,药效有较大的差别,例如,多数高血压患者的血压在晨起时较高,故早饭前服药效果好,且药物吸收较少受到食物的干扰,如果是两次服用,第二次放在下午 4 点最适宜;再如胆固醇的合成主要是在夜间,洛伐他汀、阿托伐他汀等以降低胆固醇为主的调血脂药,宜于晚上睡前服用,而以降低三酰甘油(俗称甘油三酯)为主的调血脂药非诺贝特、苯扎贝特等,却是清晨服药效果好。钙制剂晚上睡前服用效果好,铁制剂晚 7 点左右服用效果好。

除了慢性病以外,感冒、腹泻等常见疾病,一般症状消失后 2~3 天即应停药。以下是家庭用药时间及疗程自我监测记录表的可供参考的例样(表 3-1),可以根据自己目前的用药情况,对照以上知识,查看一下是否需要调整给药时间及疗程,没有必要使用的药物要及时停用。

表 3-1 家庭用药时间及疗程自我监测记录

序号	现用药物名称	服药次数	用药间隔时间	疗程及使用效果
1				
2				
3				
4				
...				

二、对症下药、杜绝滥用

"是药三分毒。"任何药物都有一定的风险,只是毒性大小的区别,如果没有明确的疾病,不应随意用药。家庭用药应树立以下几个理念。

1. 不轻易预防用药

未雨绸缪,预防疾病远比治疗成果低,对人体的损害小,故国家十分重视预防医学,开展疾病筛查、传染病防控、预防接种等诸多措施保障民众健康。然而,除了预防接种,药物对预防疾病的作用是有限的,有些人把感冒冲剂当饮料喝,是不可取的,血糖和血脂不高时也不宜用药,以免造成对机体的损害。

2. 不重复用药

用药的种类不是越多越好,有研究表明,当用药的种类超过5种时,不良反应的发生率大大增加。同一类药物,作用机制是一样的,不良反应也是相似的,不宜合用。西药中,抗感冒药的品种和品牌众多,许多是同类药物,不能同时服用。表3-2是常用抗感冒药的主要信息,您在服用抗感冒药时可以对照说明书检查一下,如果是同一类型的药物,就禁止合用,否则可导致作用叠加,毒性增强,有时甚至危及生命。

表 3-2　常用抗感冒药相关信息一览表

药物类别	常用成分	药理作用	常见不良反应
解热镇痛药	阿司匹林、对乙酰氨基酚、布洛芬、双氯芬酸等	缓解发热、肌肉关节疼痛	胃肠反应,部分药物有肝毒性
鼻黏膜血管收缩药	苯丙醇胺、伪麻黄碱等	减轻鼻窦、鼻腔黏膜血管充血,减轻鼻塞	收缩血管,高血压患者慎用
组胺拮抗剂	氯苯那敏(扑尔敏)、苯海拉明等	用于缓解打喷嚏、流鼻涕的症状	中枢抑制,嗜睡,驾车时慎用
中枢兴奋药	咖啡因等	缓解头痛,抵消组胺拮抗剂的嗜睡副作用	失眠
抗病毒药	金刚烷胺、吗啉胍等	抗病毒作用,但作用有限	中枢抑制,共济失调,驾车时慎用

注:共济失调是指小脑功能受到抑制,表现为走路不稳,与醉酒症状相似。

三、常备药箱、保管有方

1. 家庭常备药物的选择

许多家庭都会储备一些常用药物,购买药物时,一定要认清国家药品监督管理部门核发的药品生产批准文号,相当于药品的身份证。药品批准文号的表示方法中:国药准字+1位字母+8位数字(如:国药准字 H20210618),其中,"H"表示化学药品,"Z"代表中成药,"S"是生物制品,进口分包装药品用"J"表示。

除了慢性病所需药物以外,家庭药箱常备的药物应该是 OTC 类,推荐储备以下药物,见表3-3。

表3-3　家庭药箱推荐常备药物一览表

品种	推荐药物	适应证
抗感冒药	西药: 布洛芬(如芬必得、臣功再欣、美林等)、对乙酰氨基酚(如泰诺、百服宁等)、复方氨芬烷胺胶囊(如快克、可立克等)	发热、头痛、四肢酸痛等
	中药: 风寒感冒颗粒、三九感冒灵、荆防冲剂、感冒软胶囊、伤风停胶囊等	风寒型感冒:清鼻涕、舌苔白、大便稀溏、尿少
	银翘解毒颗粒、羚翘解毒丸、双黄连口服液、复方双花口服液、清热解毒口服液、板蓝根颗粒等	风热型感冒:不流鼻涕或脓性鼻涕、痰黏稠发黄、舌苔微白或发黄、尿黄、大便干结
助消化药	健胃消食片、大山楂丸等	消化不良、停食
止泻药	蒙脱石散等	功能性腹泻
营养补充剂	维生素 C、维生素等,钙制剂等	维生素缺乏,缺钙
外用药物	医用酒精、络合碘(碘附)、创可贴等	小创口的消毒、包扎

以上推荐药物并不是一定都要常备,您可根据家庭成员的身体状况储备药品,如果平时没有消化不良、腹泻等问题,当然就不用准备。受到促销宣传,盲目购买大量的药品囤积起来是不可取。

值得注意的是,感冒药多为对症治疗,只能缓解症状,没有或仅有微弱的抗病毒作用,平素要加强锻炼,合理作息,提高抗病能力,一旦感冒,要注休息、多饮水,以利康复。消化不良时,要节制饮食、忌油腻、摄入粗纤维食物并适当运动,同时辅以助消化药。许多人常用的多潘立酮(即吗丁啉),是胃肠促动力药,不是 OTC 类药物,家庭服用存在一定的风险,需要在医生指导下用药。营养不足时,也应该以食物摄入为主,不能完全依赖营养剂补充营养。

特殊人群还需要配备相应的急救药品,如心绞痛患者需储备硝酸甘油、阿司匹林、速效救心丸等,哮喘患者还需备有沙丁胺醇气雾剂等急救药品。

2. 注意保管家庭小药箱

家庭中储备一些常用药品,遇有小病小伤便于处理。慢性病人常用的药品,也要在家中存放一段时间。如果存放时间太长或者保管不当会变质失效,有的还会产生毒性,服用后不但不能治病,反而有损健康,甚至造成严重后果。另外,错服、误服,甚至药品被小儿误服的事情也时有发生,故家庭贮存药品应严加管理。

(1)密闭储存,环境干凉。一般药品都应放在药箱内或专用的抽屉、柜子中保存。应放在通风、干燥、避光、易取的明显位置。家中有小儿的,还要加锁,以免小儿误服。

有些药品容易吸湿潮解变质,如干酵母、复方甘草片、复合维生素 B、钙剂及含糖较多的片剂等,吸潮后崩解、融化后粘在一起,很快就变质不能服用。空气中的氧对药品的影响很大,如鱼肝油滴剂在空气中易被氧化变成红色,维生素 C 氧化后变成棕色。空气中的二氧化碳也能使药品变质,如氨茶碱吸收了二氧化碳就变黄。为了防止潮解,上述药品应放在密闭的容器内,放置于阴凉干燥处。每次用药后都要把瓶盖拧紧,将塑料袋包严,做到药品随吃、随拿、随盖紧(包严)。

有些药品遇光能分解变质,应贮存在棕色瓶内,置于暗处。有些药品易挥发,如络合碘、医用酒精、十滴水等,更要注意包装严密,用后及时封好。这些药品忌放入冰箱内保存。

有些药品,如胰岛素、眼药水、眼药膏等,在常温下,只能短暂保存,应及时放入冰箱冷藏室内贮存,否则会变质失效。

有特殊气味或有毒的药品,应该与其他药品分开存放。

中药应放在阴凉通风处保存,以防止发霉、虫蛀。

(2)标签明确,避免误服。家中保存的各种药品,都要有明确的标签,还应尽量保持原包装上标签的完整,脱落、模糊不清的标签,应补贴或补写,需标明药品的名称、用途、用法、用量、注意事项,字迹必须清楚。内服药、外用药,成人用药与儿童用药,应分别放置,以免用错。

(3)注意有效期,定期清理。药箱要定期清理,对已发霉、潮解、过期、无标签或标签不清的药品,应及时处理掉,以免误用。

药品都会注明有效期,一般在包装标签上注明。有效期按照年、月、日的顺序标注,年份用四位数字表示,月、日用两位数表示。有效期的表示方法有三种:①直接标明有效期,如某药品标明的有效期为 2022 年 6 月,即表示该药可使用到 2022 年 6 月 30 日。②标明有效年限,如批号为 20210218 的药品,标明有效期为 2 年,则推算该药可用至 2023 年 2 月 17 日。③直接标明失效期,进口药品有采用 EXP,Date 或 Use before 标明失效期。如某药标明 EXP,Date:April 2023,即表示该药可使用到 2023 年 4 月 30 日。

目前,所有在中国境内销售、使用的进口药品必须有明确的中文标识,否则,以假药论处。所以,如果您所用的药品没有中文标识,就要注意其来历了。

到了失效期的药品,即使在规定的贮存条件下得到了有效保管,质量也会开始下降,达不到原质量标准。因此,药品过期禁止使用。有些稳定性差的药品,若保管不好容易变质,变质的药品即使在有效期内也不可再用。药品在贮存期内,要随时注意外观变化,通过检验外观变化,来判断药品是否已经变质。药片、胶囊、糖衣片,如出现粘连、松解、破裂或变色,都是药品变质的表现。如氨茶碱片和维生素 C 片,应该用瓶子装好盖紧,如用纸袋存放,极易变成棕色而变质,当不宜再用。注射针剂或其他瓶装药液,如出现混浊的悬浮物、变色、气泡或有异味,即已变质,应停用。眼膏、软膏如出现酸败、变臭或变色等,也不宜使用。如发现中药丸变软、变黏、拉丝、霉变("长毛")、生虫或出现异味,就肯定是药品已变质,不能再用了。

回到文章开头处的"情景再现",王大爷的硝酸甘油由于储存不当,已失效。硝酸甘油的名称中有个"油"字,与我们家中常用的植物油一样,容易氧化变质,称为酸败。所以,要在20℃以下避光保存,若需随身携带,也不能放在内衣口袋中贴身存放,如果放在舌下没有了刺麻的感觉,说明药物已失效。以下口诀,可以帮助您学会使用硝酸甘油:

舌下含服取坐位,既能预防也应急。

剂量过大有征兆,头痛心悸血压低。

三片无效有问题,急性心梗要考虑。

随身携带防不测,药物失效及时替。

读完了以上文字,请您对家庭药箱来一次清理吧! 看看有没有过期的药物,有没有因保管不当已变质的药物,如果有,废弃药品属于有害垃圾,请不要随意丢弃,需要分类处理。

任务二　老年人用药注意事项

情景再现

丁女士,65岁,退休职工,有高血压史20余年,平时极其注意养生。后来听信不良商家宣传,购买了据称可以不用服药就能降低血压的保健品,停止服用降压药。几天后,剧烈头痛、恶心呕吐,急诊入院治疗,被诊断为高血压危象。

一、老年人身体变化与用药的关系

随着年龄的增长,老年人器官、组织结构及功能会逐渐地退化。老年人神经、内分泌、免疫等系统的生理、生化功能发生特征性变化,影响药物的作用,主要表现在以下几个方面。

1. 神经系统

大脑皮质、脊髓均会随着年龄增长逐渐萎缩,脑动脉粥样硬化,脑组织供血不足,女性比男性更明显。因此,老年人的协调性和敏捷性下降、反应迟钝,容易摔跤,有中枢抑制作用的药物应用后表现更明显;感觉不灵敏,药物不良反应不易察觉;学习记忆能力下降,容易出现压抑、失眠等情绪反应,容易漏服、错服药物。

2. 心血管系统

心功能下降,心脏的排出血液量减少,所以,全身各器官血流分布减少,尤其是冠状动脉、脑、肝脏及肾脏等主要脏器的血流减少。如果运动强度较大时,容易引起心肌缺血、心脏衰竭。动脉粥样硬化,容易发生高血压。血压的调节能力下降,使用降压药后易致直立性低血压。

3. 消化系统

老年人的整个消化系统功能下降。牙齿部分或全部脱落,咀嚼功能下降,味觉减退,唾液分泌减少。"老年性食管"可能造成吞咽困难。胃液、胃酸、胃蛋白酶的分泌均减少,胃排空时间延长。

小肠吸收面积和能力下降,如钙、铁等元素的吸收明显减少。结肠黏膜与肠平滑肌、肛提肌等收缩能力弱化,容易引起便秘。尽管肝脏萎缩,重量下降,但是由于肝脏有强大的代偿能力,大多数老年人的肝功能在正常范围,但肝脏合成白蛋白能力下降。因此,老年人对药物的吸收减少,在体内的分布都会发生改变,对药物的代谢明显减少,比青年人容易产生毒性。

4. 呼吸系统

上呼吸道老化,小气管的分泌物增加,容易产生痰液,且咳嗽能力下降,不易咳出;气道变窄,通气减少;肺泡数量减少,弹性下降,肺活量下降,气体交换减少,容易疲劳思睡。我们常看到高龄老年人常常坐着打盹,与呼吸系统功能下降可能有关。

5. 泌尿系统

肾脏逐渐萎缩变轻,对代谢废物的排泄功能减退。对药物的代谢明显减少,对有肾毒性的药物敏感。膀胱肌肉的收缩能力下降,储存尿液减少,常常尿频、尿急、尿失禁。老年男性还会因前列腺增生,引起尿潴留,排不出尿。

6. 血液系统

造血功能下降,血小板的黏附和聚集功能增强,容易形成血栓,抗凝血药物对老年人的疗效与青年人差别较大。

7. 内分泌系统

内分泌腺的释放减少,促进了衰老的发生和发展。性腺功能的减退最为突出,50 岁以上的男性睾酮下降,作用降低;女性的雌激素水平 35 岁以后会开始下降,60 岁左右会降至最低。这些激素对身体的很多功能起到调节作用,所以老年人易患高血压、糖尿病、甲状腺功能低下等疾病。用药时也要考虑这些变化。

8. 免疫系统

老年人免疫功能下降,自身免疫反应增强。因此老年人易患严重感染性疾病、免疫性疾病及肿瘤等。如新型冠状病毒肺炎,是一种病毒感染后的自身免疫反应,许多青年人感染后没有任何症状,但老年人不但易感染,且重症患者居多,就与此有关。

二、老年人用药原则

由于老年人身体机能有诸多方面的退化,用药的疗效和安全性方面也需特别注意。下面我们就谈谈老年人在用药方面有哪些需要遵守的原则。

1. 用药最简化原则

不论是在医生指导下应用的处方药,还是在家自行选用的 OTC 类药物,都要有明确的用药指征。尽量选择熟悉、经济的药物,不贪图好药、贵药,以避免出现不可预知的不良反应。剂型方面,尽量选用简单易用的片剂、胶囊剂、口服液、雾化剂等。药物种类要"少而精",遵循"5种药物原则",即同时用药不超过5种。

2. 小剂量原则

由于老年人的肝肾功能减退,药物的代谢和排泄减少,容易在体内蓄积,不良反应的发生率增多,所以,老年人的用药剂量要从小剂量开始,逐渐递增,即"低起点、缓增量"。一般来说,60~80岁的老人用药剂量是成年人的3/4,80岁以上的老人用药剂量是成年人用量的2/3。用药期间应注意观察用药后的反应,一旦发生异常现象,要立即停药并及时就医。

3. 最佳时间原则

选择合适的时间服药,让最小剂量的药物发挥最大的疗效。如降压药最好在早饭前半小时服用;降血糖药格列本脲等"格列类"餐前半小时服用,阿卡波糖餐时服用,二甲双胍餐后服用;健胃药餐前服用;多数对胃肠有刺激的药饭后服用;等等。

4. 提高用药依从性

用药依从性是指能不能按照医嘱服药。老年患者因为记忆力下降、注意力不集中,常常发生误服、漏服、重复服药现象。老年人应该根据自身情况,自行或在家属帮助下建立用药明白卡或备忘录,以免发生用药事故。还可以借助一些辅助工具,如方便药盒、定时药盒等,提醒老年人吃药(图3-4)。

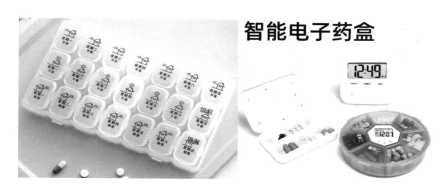

图 3-4　方便药盒、定时药盒参考图片

5. 控制饮食与嗜好

食物与药物之间的相互作用不容忽视。食物的成分以及酸碱度均可影响药效。酒、烟、茶均对药效有一定影响：香烟的成分复杂，含有多种化合物，可影响肝脏对药物的代谢，降低许多药物的血药浓度，使药效降低；饮酒也能使肝脏对药物的代谢加速，降低药效，且酒还可与多种药物发生相互作用；茶中含有大量鞣酸，能与多种金属离子（如铁、钙等），药物中的生物碱（如阿托品、可待因、小檗碱等）、苷类（如地高辛、人参、黄芩、银杏等）相结合而产生沉淀而降低疗效。因此，服药期间要忌烟、酒、茶。服用激素类药物（如泼尼松）时，采用低盐、低脂、高蛋白饮食，有利于减少糖皮质激素的不良反应。而糖尿病患者、痛风患者更应控制饮食，只有在饮食疗法的基础上应用药物，才能达到满意的疗效。有些水果，也会影响药物的疗效，如西柚（又称葡萄柚）中含有一种叫呋喃香豆素的成分，会抑制肝脏对药物的代谢，被称为"药物公敌"。吃西柚后，服用"地平"类降压药，会使血压过度降低；服用"他汀"类降血脂药，可能出现严重的肝损伤，还有可能出现横纹肌（骨骼肌）溶

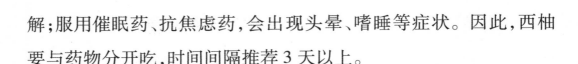

解;服用催眠药、抗焦虑药,会出现头晕、嗜睡等症状。因此,西柚要与药物分开吃,时间间隔推荐 3 天以上。

6. 慎用补药和抗衰老药

人体主要靠合理的膳食获取营养,维生素、矿物质等营养补充剂也只是起到辅助作用,不可本末倒置。老年人饮食宜清淡、易于消化,滋补类的中药、营养品,如人参、西洋参、鹿茸、冬虫夏草、海参、燕窝等,也需根据个人体质,适当进补,不能乱吃,以免摄入过多肥腻甘甜食物而影响消化功能,造成肥胖。世界上没有长生不老药,所谓抗衰老药的心理安慰作用远比实际疗效大,用药价值不大,不但会造成经济负担,还有可能出现不可预知的身体伤害,也需慎用。

现在,医学虽然已经很发达了,而且在日新月异,不断进步,但仍有许多科学难题没有解决。高血压、糖尿病、慢性支气管炎等疾病还需要长期坚持服药、有效管理,才可以减轻病痛,延缓生命,切不可像本节开端"情景再现"中丁阿姨那样听信虚假、夸大的不良商家宣传,而是要"活到老、学到老",学习一些用药知识,用科学知识武装头脑,这样就不会上当受骗了。

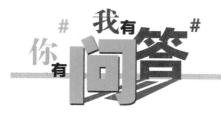

问题 1：新药、贵药，就一定是好药吗？

答：新药、贵药，不一定是好药。新药研制后上市，需要经历漫长而严格的过程，投入大量经费，有的可高达百万美元，所以，它们刚上市出售时，价格都很贵。但是，这些新药、贵药，并不一定都是好药，因为它们刚刚投入临床使用，我们对其优劣，还了解不够，新药的有些弊端还没有充分暴露。有些药物需要长期的临床使用观察，才能发现其危害。例如，有一种叫沙利度胺的药物，上市后发现对抗妊娠呕吐的效果很好，故俗称"反应停"，上市后风靡欧洲多国以及澳大利亚、日本等国。但是使用后的几年中，陆续出现了肢体残障的"海豹肢"婴儿，经过几年的研究取证，才发现是沙利度胺有显著的致畸胎作用，现在已经禁止使用于孕妇。再如，呋喃唑酮，又称痢特灵，以前常用于治疗痢疾、肠炎、胃溃疡等胃肠道疾患，不良反应较多，目前已停止生产和销售。又如，老药阿司匹林至今已用了100多年，价格便宜，在解热、镇痛、抗炎抗风湿方面，疗效肯定，为世界所公认，尤其小剂量的阿司匹林在抗血栓形成方面，应用效果突出，虽然也有明显的消化道刺激等不良反应，但只要正确使用、采取饭后服用等措施，就可以减轻对人体的伤害，所以被称为"百年神药"，久用不衰。再如，降血糖药二甲双胍，也是一种老药，价格亲民，降糖效果明显，研究表明，还有一定的预防消化道癌症作用。因此,用药的原则是"只用对的、不用贵的",不一味追求新药、贵药。

问题2:感冒了,就一定要吃"消炎药"吗?

答:很多人认为,感冒了,就要"输水",吃"头孢""沙星"类的"消炎药",这是不正确的!"消炎药"并不是医学的中规范术语,人们常常将抗炎药和抗感染药混为一谈。首先,抗炎药只有两类:一类是解热镇痛抗炎药,包括阿司匹林、对乙酰氨基酚、布洛芬等,可以用于退烧、止痛,是目前市场上销售的抗感冒药的主要成分,但只有缓解发热头痛等症状的作用,作用强度中等,没有抗感冒病毒的作用;另一类是糖皮质激素类抗炎药,作用强大,退热作用显著,但有抑制免疫的作用,且长期服用不良反应多,只能在医生指导下短期用于重症感冒。其次,人们熟知的"头孢""沙星"等药物,是抗感染药,这一类药品种众多,有青霉素类、头孢菌素类、红霉素、庆大霉素、氧氟沙星、磺胺类等,还有抗结核药、抗真菌药,这些药物都没有抗病毒作用。目前,医学上还没有疗效确切的抗病毒药,抗感冒药复方制剂中加入的金刚烷胺、吗啉胍等抗病毒药,疗效有待验证。因此,感冒时吃"头孢""沙星"类的"消炎药"是错误的。

问题3:"输水"一定比吃药好,对吗?

答:人们俗称的"输水",医学术语称为静脉滴注。静脉滴注能够使药物直接进入血液循环中,不需要吸收过程,所以起效迅速,对于急性病症能起到迅速缓解的作用。还有一些药物,如果采取口服等给药途径,很难吸收,也只好采用静脉给药的方法。但静脉给药可能会发生输液反应、过敏反应甚至是过敏性休克,且增加医疗成本,只适合急症、重症(临床一般称"急危重症"),静脉滴注时要有应对突发问题的处理用品、措施和技术,一定要在正规的医院或社区卫生服务机构内进行,千万不能在家中"输水"。俗话说,"病来如山倒,病去如抽丝",身体战胜疾病需要一定的过程,康复需要一定的时间,要顺势而为,一般性的疾病最好采取口服等简单、安全、经济的方法。

问题4:吃"头孢"时是不是不能喝酒?

答:吃"头孢"时一定不能喝酒!因为服用头孢菌素类抗生素时会出现"双硫仑"样作用。双硫仑又称戒酒硫、双硫醒,是一种戒酒药,干扰乙醇的代谢,使嗜酒者对酒产生厌恶而达到戒酒目的。许多头孢菌素类药物,如头孢氨苄、头孢拉定、头孢孟多、头孢哌酮等均具有"双硫仑"样反应。其他药物,如甲硝唑、替硝唑、酮康唑、甲苯磺丁脲、格列本脲、苯乙双胍等,也可能引起"双硫仑"样反应。临床表现为用药前后饮酒,可出现口干、恶心、呕吐、出汗、面部发热等不适反应,还可表现为搏动性头痛、胸痛、心动过速、视觉模糊,严重者可出现烦躁不安、精神错乱、呼吸困难,甚至血压下降、休克。"双硫仑"样反应的严重程度与用药剂量和饮酒量成正比。因此,上述药物用药期间及停药7天内应禁止饮酒和饮用含酒精的饮料。

学习感受留言板

通过以上的学习,您知道了人上了年纪后,身体的结构和功能会逐渐退化,要正视这些变化,学习科学健康的养生知识与技能,学习合理、安全用药的知识,建立积极努力的心态,通过适度的锻炼、规律的作息、合理的饮食保持健康,不轻信虚假的宣传,不信谣不传谣,不乱吃保健品,这样就能健康长寿,颐养天年。下面,请您写一写您的学习心得。

学习感受留言板

（李　玲）

项目四　老年人抑郁障碍的认知与自我防护

任务一　老年人抑郁障碍的认知

▌情景再现

刘女士,71岁,退休职工。以往喜欢社交、旅行,还经常参加老年合唱团的活动。丈夫在与癌症斗争多年后,于6个月前去世。她拒绝朋友们的邀请,大多数时间躺在睡椅上,对看电视、打麻将也不再感兴趣,2个月体重下降了近20斤,她说自己在镜子中的样子就像"骷髅"。3个月前,她在医院进行全面检查后,没有查到明确的疾病,医生建议她前往精神科治疗。尽管对医生的话半信半疑,但在女儿的督促下坚持服药,1个月后症状得到了缓解,她说"好像找回了一度失去的自我"。现在,刘阿姨的体重已经恢复到以前的水平,又开始重新与朋友们交往,并正在计划外出旅行。

一、认识老年抑郁症

我们常说的抑郁症在精神病学中称为抑郁障碍。在人生的各个时期，人们会有各种各样的境遇，在出现问题和困难时，情绪低落是十分常见的，这不一定都是抑郁症，多数情况可能只是"心情感冒"，随着问题的解决、困难的克服及心理的调适，很快就会"雨过天晴"的。而抑郁障碍则不同，患者的心境低落显著而持久，且与处境不相称，对一切事物都漠不关心、丧失兴趣，多数患者还有明显的焦虑、烦躁症状，有时会有幻觉、妄想等类似精神分裂症的症状，他们对周围的人充满敌意，很容易被激惹，严重的抑郁障碍患者可能出现自残或自杀行为。

抑郁障碍在老年人中很常见，下面，我们来认识一下。

（一）抑郁障碍的症状

1. 典型症状

典型症状也就是"核心症状"，包括心境低落、兴趣减退和快感缺失。悲伤与自责是最明显的情绪症状。患病后常常感到悲伤、沮丧、绝望、无助、寂寞、不快乐、郁闷等，总认为自己是世上最不幸的人。有的人表现为烦躁不安，但又不知道自己为何烦躁，因此可能惶惶不可终日。还有的人会有明显的焦虑和语言明显增多，持续处于紧张状态，有时言语增多，反复思考没有意义、缺乏条理的事情，不能控制自己的行为。一天中，早上会比较严重，随后会稍微有所缓和。老年人抑郁症状往往没有年轻患者明显，容易被忽视。

2. 其他症状

抑郁障碍的老年人多数会出现思维迟缓,感觉"脑子像生锈了一样"。注意力无法集中,应答反应缓慢、思考问题困难、主动言语减少等。老年抑郁还会出现计算能力、记忆力、理解和判断能力下降。

妄想是老年抑郁障碍中较普遍的症状,疑病妄想最为典型,总怀疑自己生病,以怀疑胃肠不适、便秘等消化系统症状多见,是此类患者最常见也是较早出现的症状之一。还有被害妄想、贫穷妄想和罪恶妄想等。

抑郁症患者往往自我评价过低,感觉自己没有存在的价值感,无端地产生内疚感,总认为自己是低能的、无才干的,常把自己笼罩在消极的氛围之中,常说的话是"我太失败了""我就是家里的累赘",凡有失误,就常说"都怪我""都是我的错"。

抑郁症患者常常有睡眠障碍,包括入睡困难、睡眠轻浅、多梦、早醒。在起床、开展工作,甚至在娱乐方面都存在很大的问题。患者主观上感到精力不足、疲乏无力,卧床时间增加。患者常常会说"我感觉自己太虚弱了""我感到自己太没用了,我只能这样坐着,什么也干不了"。这些症状有明显的晨重夕轻的节律。患者入睡前感到轻松些,因为"一天终于又熬过来了",而在凌晨醒来时感觉最难受,因为"难受的一天又要开始了"。

大多数患者有食欲下降,无饥饿感,勉强进食也食之无味,在严重的抑郁状态下,还会伴有体重的下降。但也有少数患者会出现贪食,渴望特定的食物。

（二）老年抑郁障碍的病因

1. 遗传因素

遗传因素也就是生物易感性。有抑郁障碍遗传倾向的人不一定发病,是否发病还需要同时受到心理、社会因素的影响。随着年龄的增长,遗传因素对发病的影响会越来越小,60岁以上才初次发病的老年抑郁症患者极少具有遗传易感性。

2. 神经递质及内分泌因素

人体内的许多神经反应是需要由称为"递质"的化学物质传递的,递质的种类有很多,不同的神经系统递质也不相同。目前发现,脑组织中调节情绪反应5-羟色胺、多巴胺和去甲肾上腺素等递质的水平,可能导致抑郁。

另外,人体的激素水平紊乱也可能导致抑郁发作,例如甲状腺功能衰退的人,一旦补足了身体所需要的甲状腺素,抑郁症状就会很快得到缓解。对于男性来说,提高睾酮的水平可以缓解他们的抑郁症,女性更年期的抑郁障碍,与雌激素水平的下降也有关系。

3. 社会心理因素

一般来说,一个人的社会关系越多,接触社会的次数越多、频率越高,寿命也就越长。因此,社会因素也会影响到我们是否会患抑郁。导致中青年社会心理主要是个人的问题或来自工作、学习和经济的压力等。但对于老年人来说,重大的突发或持续时间在2~3个月以上的生活事件是引起抑郁障碍的重要因素。常见的引起老年人抑郁的因素情况有:因退休赋闲在家,生活不规律,社交圈缩小,日常活动减少,产生孤独感;家庭成员变故,如伴侣患病或丧偶;家庭结构改变,儿女成家立业,形成"空巢";社会角色转换,以前是一家之主养儿育女,现在反过来要子女照顾;身患多种慢性疾病;触景生情,见到与自己年龄相仿的亲朋好友故去,而联想到自己等社会心理因素。

此外,长期服用可能导致或引发抑郁的药物,也易引起抑郁障碍,比如:用来治疗高血压和心律失常的普萘洛尔(俗称心得安);抗癫痫药苯妥英钠(俗称大仑丁)和卡马西平;抗帕金森病药左旋多巴等。老年人在服用药物时本人及家属需要密切观察。

二、抑郁障碍的自我检测

抑郁障碍的发展是有迹可寻的,是可以观察得到的,比如一个开朗的人突然变得整天闷闷不乐、唉声叹气;一个喜欢和朋友聚会的人不再和朋友来往了;一个习惯早起的人现在起不来床了;一个勤劳的、喜欢干净整洁的人,现在什么都不想做,不想动,变得得过且过、邋里邋遢;总是诉说各种身体不适、疼痛,却检查不出任何相关原因,都有可能是抑郁障碍的表现。如果您发现周围的老年人有上述异常情况,可以使用老年抑郁量表(GDS)来进行初步检测,GDS是由 Brank 等人在 1982 年创制的,专用于老年人抑郁的筛查。GDS 针对最近一周以来最切合的感受进行测评,在每题后空格内答"是"或"否",并计算得分。

表 4-1　老年抑郁量表（GDS）

序号	最近一周以来的感受	答案	
		是	否
1	你对生活基本上满意吗？		1
2	你是否已放弃了许多活动与兴趣？	1	
3	你是否觉得生活空虚？	1	
4	你是否感到厌倦？	1	
5	你觉得未来有希望吗？		1
6	你是否因为脑子里一些想法摆脱不掉而烦恼？	1	
7	你是否大部分时间精力充沛？		1
8	你是否害怕会有不幸的事落到你头上？	1	
9	你是否大部分时间感到幸福？		1
10	你是否常感到孤立无援？	1	
11	你是否经常坐立不安，心烦意乱？	1	
12	你是否愿意待在家里而不愿去做些新鲜事？	1	
13	你是否常常担心将来？	1	
14	你是否觉得记忆力比以前差？	1	
15	你觉得现在活着很惬意吗？		1
16	你是否常感到心情沉重、郁闷？	1	
17	你是否觉得像现在这样活着毫无意义？	1	
18	你是否总为过去的事忧愁？	1	

续表 4-1

序号	最近一周以来的感受	答案	
		是	否
19	你觉得生活很令人兴奋吗？		1
20	你开始一件新的工作很困难吗？	1	
21	你觉得生活充满活力吗？		1
22	你是否觉得你的处境已毫无希望？	1	
23	你是否觉得大多数人比你强得多？	1	
24	你是否常为一些小事伤心？	1	
25	你是否常觉得想哭？	1	
26	你集中精力有困难吗？	1	
27	你早晨起来很快活吗？		1
28	你希望避开聚会吗？	1	
29	你做决定很容易吗？		1
30	你的头脑像往常一样清晰吗？		1

结果判断:总分为 0~10 分,属于正常;11~20 分,为轻度抑郁;21~30 分,则为中重度抑郁。

假如连续测量两周,GDS 量表的得分都在 11 分以上,建议尽早就医,不要把它当作衰老的正常表现,或者讳疾忌医而延误病情,就诊的目的是明确诊断,及早治疗。

任务二　老年抑郁障碍的自我防护

老年抑郁障碍是可以预防的。培养良好的兴趣和爱好，经常进行户外活动，处理好人际关系，保持平衡的心态，坦然面对困难和变故，提高文化素养等都能有效地预防抑郁障碍的发作。

老年抑郁障碍是可以治疗的。如果一旦罹患抑郁障碍，也不必焦虑和恐慌，只要不逃避，勇敢面对心理障碍，选择合适的心理医生，积极配合医生进行科学规范药物治疗，就一定能够战胜抑郁，实现"破茧而出"的！

以下，介绍一些防治老年抑郁障碍的有效措施，只要坚持做，相信就一定能够远离抑郁，身心愉悦，安度晚年的！

一、实践锻炼，百战不殆

1. 规律运动

运动能够有效改善抑郁障碍。运动可以增加多巴胺、去甲肾上腺素等化学递质的释放，它们可以改善情绪，唤醒大脑，使大脑提高自尊感和幸福感，并启动注意力系统，提高人体的专注力和思维敏捷度，并能改善睡眠。因此，运动不但能够预防抑郁的发作，还与抗抑郁药具有相同的治疗效果，运动的长期效果甚至比药物还要好。对于中重度抑郁障碍患者，配合药物治疗能够起到双倍的疗效，还能减轻药物的不良反应。研究表明，运动超过 30 分钟，人体内还会分泌一种称为"内啡肽"的激素,它能产生与吗啡类物质一样的止痛效果和欣快感,能缓解老年人抑郁障碍的躯体疼痛症状,并让人产生愉悦感,且不会像吗啡一样产生成瘾性。

对于抑郁障碍患者而言,很难有主动去运动的意识,需要在家人和亲朋的帮助和陪伴下选择适宜的、能够接受和坚持的运动,例如,步行、慢跑、跳舞和练习太极、八段锦、瑜伽等。

运动建议:从轻度运动开始,如走路、慢跑各 5 分钟,每次 30 分钟,每周至少 5 天;结伴运动,建议和朋友一起锻炼,例如加入健走小组、跳广场舞等。

2. 健康饮食

平衡的膳食是保持健康的前提。食用品种多样的新鲜蔬菜、水果,摄入低脂肪、高蛋白的食物,可提供良好的营养,有助于抵消药物治疗的不良反应。饮酒可恶化抑郁,因为酒精对大脑有抑制作用,虽然酒精一开始能减轻抑郁伴随的焦虑状态,但随后会令焦虑恶化;酒精还会减少深度睡眠,对抑郁障碍治疗不利。

3. 参与社交

尽管独处可能令抑郁患者感到更舒服,但离群索居会令抑郁更糟糕,与家人和朋友的亲密关系可以提供亲情的滋养、支持与安慰,参与社交和集体活动能够获得幸福感、愉悦感和生活乐趣。结交新的朋友,与老友保持长期的联系和互动,这些强有力的人际支持为预防抑郁症和抑郁症的康复提供了重要的保障。

4.培养爱好

做一些让自己快乐而有意义的事。例如,培养一个或多个业余爱好,或者重拾多年前的兴趣,丰富自己的生活,既锻炼了大脑和肢体,又为自己带来快乐。

5.舒适环境

经常动手打扫、清理环境,保持干净卫生、整齐有序,确保家中的布置令自己满意,感觉舒适和惬意。

6.坚持学习

老年人要有"活到老、学到老"的观念,不做"老顽固",学做"老顽童",始终保持一颗童心,努力跟上时代的步伐。比如学习琴棋书画、学习适合自己的运动技巧、学习烹饪技术、学习上网、学习使用手机 App 交流和购物等,适当的游戏也是有益于延缓智力衰退的。

二、优化性格,自我救赎

"解铃还须系铃人",抑郁障碍等心理问题往往与自身内心发生的问题,所以,有意识地进行自我心理建设,积极调整心态,是预防和治疗抑郁障碍的有效方法。下面,我们来学习和体验一些方法,来保持健康的心态。

1.感恩

感恩是一种感谢的体验,它让我们注意和欣赏生活中积极的事情。感恩可以使我们发现人生积极的价值和意义,可以让我们拓宽视野、激发积极情绪。感激之情能促使患者在适当和现实的情况下,将消极的经历重新定义为积极的经历。通过持续的实践,比如写感恩日志,学会更加感恩,可以更积极地建立应对策略,从而降低压力。

临睡前,心怀感恩的人会去想一些积极的事情,而不太可能去想消极的和令人担忧的事情,从而带着美好和愉快的感觉入睡,也就更易拥有好的睡眠质量。而消极的睡前认知则会损害睡眠质量。

您可以试试写感恩日记:每晚睡觉前写下三件幸事,也就是今天发生的好事,并在您列出的每一件幸事的旁边,至少写一句话,以下所列内容可供参考。

为什么今天会发生这样的好事? 这对您来说意味着什么?

您从花时间命名这件幸事或好事中学到了什么?

您或其他人在哪些方面对这件幸事或好事做出了贡献?

您可以参考以下提示:

今天,我注意到了一些美丽的东西,那是＿＿＿＿＿＿＿＿＿。

今天,我做了一些很好的事情,那是＿＿＿＿＿＿＿＿＿。

今天,我对别人很好,或者别人对我很好。那是＿＿＿＿＿＿＿＿＿。

今天,我听到了好消息。那是＿＿＿＿＿＿＿＿＿。

今天,我看到了一些鼓舞人心的事情。那是_____。

表达感恩的方法:可以第一周写日志,第二周做口头练习,比如和所爱的人交谈,交替练习。也可以通过艺术表达感激之情,比如摄影、发微信朋友圈。每周或每两周有意识的改变关注领域,如家庭、工作、休闲、自然环境或媒体中的积极事件。

2. 保持希望与乐观

二战时期的英国首相温斯顿·丘吉尔曾说过:"悲观的人从机会中看到困难,乐观的人从困难中看到机会。"乐观的人能从坏事中看到好的一面。

希望与乐观,在与心理痛苦做斗争时能发挥至关重要的作用,对未来充满希望和保持乐观的人,生理、情感和心理健康状况良好。在困难时期,乐观主义者的痛苦更少,因为他们在面对困难时总是努力去争取达到更好的结果,并采取积极的行动,以确保拥有更美好的未来。培养希望和乐观是治疗抑郁症最有效的方法之一。

在解释失败的原因时,乐观主义者是这样做的,我们可以借鉴一下:①将原因更多地归结为外部因素,而不是完全责备自己;②将原因与具体事件联系起来,而不是与生活中的所有事件联系起来;③认为失败是暂时的,而不是永久的。这样,便可以为自己"找台阶下",减少自责与自罪,有益于心理健康。

3. 自我疏导

抑郁障碍的诊疗与其他疾病的显著区别在于:患者是治疗的主体,医生是辅体。如果把心理障碍的治疗比作一次心灵手术的话,那么最合适、最理想的施术者并非心理医生,而是抑郁障碍患者本人,心理医生只是手术的助手和顾问,绝不能越俎代庖。所以,有效地预防和治疗抑郁等心理障碍,患者本身的自我调节和疏导显得尤为重要。以下6种心理调节方法能有效地预防或纾解心理问题,不妨试试。

(1)精神胜利法。在您的婚姻不和谐时,在您家庭出现变故时,在您或家人罹患疾病时,或在您遇到其他困难及问题而郁郁寡欢时,不妨用用"阿Q精神",与不如自己的人比,与更糟糕的事比,调适一下失衡的心理。

(2)难得糊涂法。这是心理环境免遭侵蚀的保护膜。在一些非原则性问题上"糊涂"一下,以恬淡平和的心境对待各种生活紧张事件。尤其是老年人,寻求"大智若愚"的境界,生活中"放手",心态上"放下"。

(3)随遇而安法。生活中,每个人总会遇到一些不愉快的事件,生老病死、天灾人祸有时会不期而至,用恬淡的、随遇而安的心境去对待生活,您将会拥有一片宁静清新的心灵天地。

(4)幽默人生法。当人受到挫折或处于尴尬紧张的境况时,可用幽默来化解困境,维持心态平衡。幽默是人际关系的润滑剂,使沉重的心境变得豁达、开朗。

(5)宣泄积郁法。宣泄是人的一种正常的心理和生理需要,悲伤忧郁时不妨向亲人朋友倾诉,或进行你所喜爱的运动,也可以用一场"说走就走"的旅行来改变心境。

(6)音乐治疗法。音乐是一剂怡情养性、祛病延年的良药。当人处在优美悦耳的音乐环境之中,人体会分泌有利于健康的活性物质,对人体血流速度和神经传导等方面会产生有利影响,可以改善神经系统、心血管系统、内分泌系统和消化系统等的功能。良性的音乐能提高大脑皮质的兴奋性,可以改善人们的情绪,激发人们的感情,振奋人们的精神。同时有助于消除心理、社会因素造成的紧张、焦虑、忧郁、恐怖等不良情绪,提高应激能力。当您出现焦虑、抑郁、紧张等不良情绪时,不妨试着去做次"心理按摩"——音乐冥想。

目前,社会上有很多为民众提供心理帮助的机构,包括心理咨询热线、心理咨询中心、心理诊所和精神病医院等。这些心理帮助资源各有所长,心理障碍患者可根据自身的问题特点,选择咨询或诊治机构。如果是紧急的日常心理危机,比如家庭纠纷、突发事件困扰等暂时性的心理问题,可通过心理咨询暂时得到缓解。退休后的孤寂、退休后轻度社会适应不良等问题,适合到由社会教育工作者主办的心理咨询中心接受帮助。发病时间较长的抑郁障碍,适合去心理诊所,接受系统的心理治疗。重性抑郁障碍患者,在发作期适合到精神病院接受以化学药物治疗为主的专业治疗。

抑郁障碍并不可怕,只要我们对抑郁的成因及临床表现有所认识,做到早预防、早发现、早诊断、早治疗,患者就一定会在家人和朋友的爱心与坚韧帮助下,勇敢地面对命运的洗礼,经历风雨后重见彩虹!

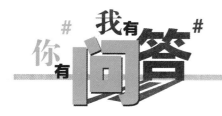

问题 1:我老伴最近两个月来,总是感觉不愉快,觉得生活没有意义,有人说可能是得了抑郁症,应该怎么办?

答:抑郁症是一种疾病,而非衰老过程的正常现象。老年抑郁患者的症状往往不典型,虽然有突出的情绪低落,却否认自己感觉"悲伤""沮丧"或者"抑郁",他们会说"只是感觉不愉快"。所以,这种"无悲伤的抑郁"容易漏诊。

如果连续两周用老年人抑郁量表(GDS)检测得分均在 11 分以上,建议尽早就医。目前的治疗方法对老年人是安全有效的,要保持良好状态,消除症状,就必须接受定期的治疗。

问题 2:老年抑郁障碍为什么要及时治疗,不治疗可以自愈吗?

答:老年抑郁障碍治疗有许多好处,如:①抑郁症的症状可部分或完全好转;②减轻其他躯体性疾病导致的疼痛与折磨;③患者的精神性、躯体性和社会性功能,以及个人幸福感均得到提升;④老年患者特别担心的认知障碍发生率降低到最低程度。

如果老年人抑郁障碍未被发现或未及时进行专业治疗,其抑郁症很可能会长期存在,那么,老年人的最后时光将在绝望与痛苦中度过。另外,因为抑郁症会加重其他躯体疾病,如果老年人抑郁症得不到治疗,反而会增加患者的医疗费用支出,也可能产生高昂的生活费用、护理费用。

问题 3:为什么老年抑郁障碍经治疗好转后,慢性疼痛也会随之缓解?

答:大多数抑郁症患者总是感到身体疼痛。有的患者在出现抑郁症的症状之前,就已经忍受了很长时间的慢性疼痛,患上抑郁症之后,抑郁症会使疼痛加剧,疼痛又会使抑郁症加剧,两者会形成一种恶性循环,最后导致患者彻底崩溃,甚至轻生自杀。有时,强烈的疼痛感可能只是抑郁症的一种症状,而不是病理性的。抑郁症还会对患者的判断力造成影响,使患者常常只感觉到疼痛而不认为自己患有抑郁症。许多抗抑郁药除了可以治疗抑郁症外,还有一个好处就是具有直接的镇痛作用。当抑郁症得到控制后,患者的疼痛程度也会减轻甚至全部消失。

问题 4:老年抑郁的药物治疗与心理治疗哪一种更优?

答:目前,还没有办法证明单一的心理疗法与药物疗法孰优孰劣。两种疗法的作用原理明显不同,药物疗法要比心理疗法见效更快,而心理疗法可以提高患者的长期社会功能,例如以人际关系疗法为主的治疗,再如,认知行为疗法对防止患者复发有更好的效果。因此,心理疗法与药物疗法相结合的疗法,在治疗抑郁发作方面更有效,既可以利用药物的快速反应,又可以获得心理疗法对复发的防治作用,从而使得停止服药成为可能。

▌学习感受留言板

分析刘女士患上老年抑郁障碍的原因,主要是伴侣去世给刘阿姨带来的负面影响。刘女士的康复经历告诉我们:患上老年抑郁症并不可怕,这个病是完全可以治愈的。只要及时就医,明确诊断,坚持治疗,就能很快恢复健康。而做好对老年抑郁障碍的科学预防,则可以让老年人老有所乐,安享幸福晚年!

<table>
<tr><td>学习感受留言板</td></tr>
<tr><td></td></tr>
</table>

（王明星　李　玲）

项目五　老年人心血管疾病常识及自我诊疗

▌情景再现

刘先生,58岁,公司老板,平时喝酒、抽烟,应酬很多,生意起起落落,压力很大,平时觉得身体很健康,感冒都不常得,对自己的身体很有信心。直到最近几天,刘先生忽然感到头晕、头疼,谈生意的时候觉得注意力无法集中,晚上失眠、烦躁。到门诊一看,医生说:"您血压这么高啊!　都190/110 mmHg了!"刘先生也吓了一跳,怎么自己突然就得高血压了?

一、"沉默的杀手"——高血压

您一定听说过高血压这个名词,但是却不一定知道高血压竟然是人类健康的第一杀手。我国有超过1亿的高血压患者,每年全世界因心血管疾病死亡的人将近2 000万,占总死亡人数的30%(图5-1)。更令人痛惜的是,其中很多人生命结束在最富有活力和成果的中年时期,导致这种结果的原因之一就是一部分人得了高血压,却没有任何不舒服的感觉,或者仅有轻微的不适感,加上对高血压造成的危害知之甚少,使得人们往往会忽视自身血压的变化,就在这不经意间,高血压已经破坏了人们的健康。

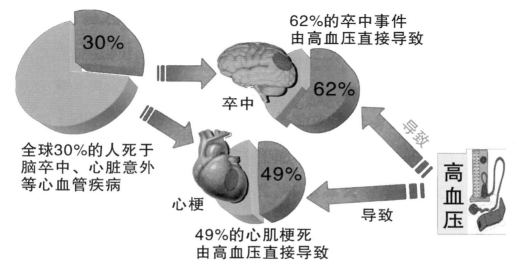

图5-1 高血压是人类健康第一杀手

1.高血压的危害

高血压的临床表现差异很大,症状的轻重也不一定与血压升高的程度成正比。有的人血压不高,症状却很多,而有的人血压很高,却一点异常的现象都没有。高血压常见症状如图5-2所示,可以对照一下,判断自己是否可能患有高血压。

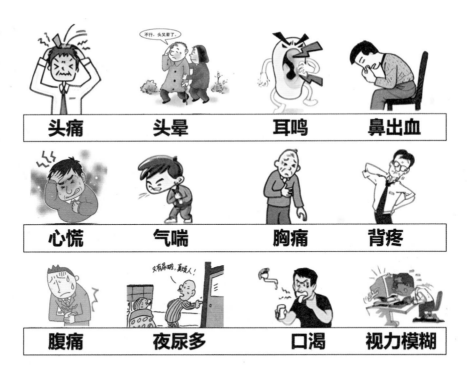

图 5-2　高血压的常见症状

但是无论症状轻重，患者体内的血管都在受高血压的威胁，容易导致动脉粥样硬化（图 5-3）、动脉瘤（图 5-4）、动脉夹层（图 5-5）等。高血压影响组织器官的血液供应，最终导致心、脑、肾、眼这些重要脏器损害，带来心肌梗死、心力衰竭（心衰）、中

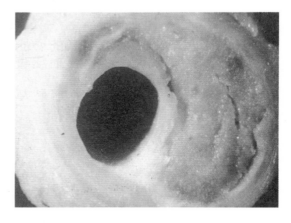

图 5-3　高血压导致动脉粥样硬化
（动脉横断面可见管壁增厚）

风、痴呆、肾衰竭、失明等严重的并发症（图 5-6），所以医生们常常把高血压称为"沉默的杀手"。

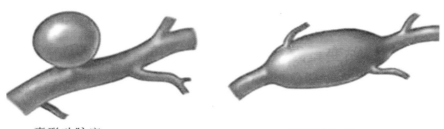

囊形动脉瘤　　　　　　　　　梭形动脉瘤

图 5-4　高血压导致动脉瘤(易破裂)示意图

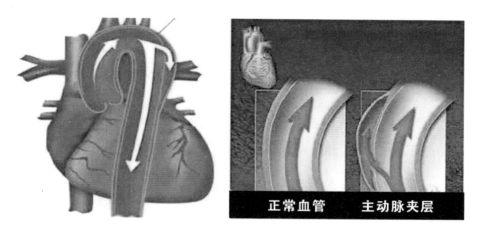

正常血管　　　主动脉夹层

图 5-5　高血压导致动脉夹层(易撕裂)示意图

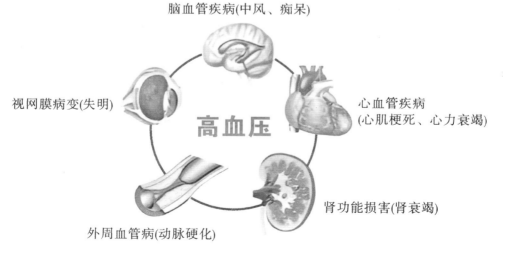

脑血管疾病(中风、痴呆)

视网膜病变(失明)

高血压

心血管疾病
(心肌梗死、心力衰竭)

肾功能损害(肾衰竭)

外周血管病(动脉硬化)

图 5-6　高血压带来的并发症

2. 高血压的自我检测

血压是否升高主要是通过血压计来测量。即便没有症状，经常测量血压也是必要的，尤其对于中老年人，或者有白大衣高血压和不稳定高血压的人。常用的血压计有水银血压计（图5-7）和电子血压计（图5-8），家庭测量可选用较为方便的电子血压计。测量前注意不要喝浓茶、咖啡、酒，如果抽烟、情绪激动或刚刚运动过，请休息30分钟后再测。测量时坐在椅子上，后背不靠着椅背，手肘放在桌面上，与心脏同一水平，把袖子脱下来，不能隔着衣服测量，按照电子血压计说明书上的步骤进行测量。测量出来的结果请对照表5-1。

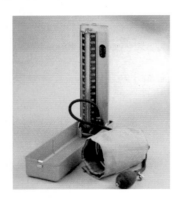
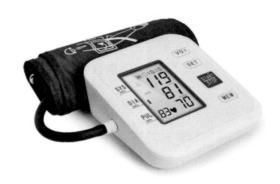

图5-7　水银血压计　　　　图5-8　电子血压计

表5-1　血压测量结果对照表

类别	收缩压(mmHg)	舒张压(mmHg)
正常血压	<120	<80
正常高值	120~139	80~89
高血压	≥140	≥90

续表 5-1

类别	收缩压(mmHg)	舒张压(mmHg)
1级高血压(轻度)	140~159	90~99
2级高血压(中度)	160~179	100~109
3级高血压(高级)	≥180	≥110
单纯收缩期高血压	≥140	<90

发现血压升高后需要去医院做全面的身体评估,以确定高血压的分类、有无并发症以及危险程度,为后续选择正确的治疗方式做好准备。

二、科学防范,排除体内"定时炸弹"

因为高血压会引起脑梗死、脑出血、心肌梗死、心力衰竭、肾衰竭等极其危险的并发症,所以临床上常常把它比喻为我们身体里的"定时炸弹",那如何防范它对我们的生命健康造成的威胁呢?

1. 了解病因,尽量去除

高血压的病因非常多,包括遗传、衰老、肥胖、精神紧张、压力大、过度劳累、高盐高脂肪饮食、吸烟、饮酒、低钾、低镁、低钙、低叶酸等。虽然遗传和衰老是高血压患者不可去除的,但是其他病因还是可以通过生活习惯和饮食运动的调控来去除的。

2. 精神放松,生活规律

实践证明,精神放松、性格开朗可以避免血压增高,所以高血压患者应保持乐观的心态和开心的状态。生活中如欣赏小品、相声、唱歌、与人愉快交谈等可放松精神和身体;培养多方面兴趣,如钓鱼、书法、绘画、种花、编织等,开阔胸怀,陶冶情操;积极参加力所能及的社会公益活动和旅游娱乐活动,从中寻找快乐和满足感;遇到不满意的人或事,要"冷处理",避免正面冲突,不发脾气、不要生闷气。日常生活不规律,会敏感地反映在血压的变化上,熬夜、睡懒觉或整天待在卧室不起床,都会影响身体健康,因此,应按时起居、按点吃饭,制订合理的活动或工作计划,明确要达到的目标,并下定决心,按照计划的指引一步一步地改变自己不良的生活状态,最终控制住血压。

3. 合理饮食,营养均衡

高血压患者饮食要少盐(每天摄入盐量应少于 6 克),少吃脂肪类食物,尤其是动物内脏和皮等。用去皮的鸡肉、鱼肉代替猪肉,烹调时少用油、酒、糖,烹调方式最好用蒸、煮来代替煎、炸。快餐、外卖、奶油蛋糕、碳酸饮料等往往热量较高,尽量不食用。多吃纤维素含量高的蔬菜、水果,促进肠道蠕动;五谷杂粮、食用菌类、低脂或脱脂奶都是较好的饮食选择;可根据体质多吃高钾高镁食物如核桃、枣、芹菜、油菜、大葱、莲子、花生、葵瓜子、香蕉、梅、杏等,以及高钙食物如虾皮、紫菜、蘑菇等,都可以预防高血压。从鱼、奶、大豆中获取优质蛋白也是有效预防高血压的方法。

4.戒烟戒酒,避除噪声

烟酒是公认的引起高血压的致病原因,所以戒烟戒酒可以预防血压增高。有研究表明,大于 85 分贝的噪声能损害人体神经系统和心血管系统,不仅使人心跳加快、精神亢奋,还会带来烦恼与焦躁,让人情绪变坏,从而升高血压,长期生活在噪声污染的环境中的人的血压明显高于生活在清净环境中的人,因此,想要防止血压升高,宜选择环境清幽、美观、整洁,能让人心情舒畅的居所。

5.运动减重,坚持有效

规律的运动不只是能预防高血压,而且还能治疗高血压,科学适量的运动能够有效预防动脉粥样硬化斑块形成,保护动脉,降低血栓发生率。强健骨骼和肌肉,增强免疫功能,减轻体重,改善情绪,增强大脑功能。为自己选择一个喜欢的、适合的锻炼方式,如行走、慢跑、骑车、游泳、太极、瑜伽等有氧运动,每天至少活动 30 分钟。如果想要减重,还要增加到 60~90 分钟,这样可以保证每天消耗 1.26~2.09 千焦的热量。更重要的一点是坚持,持续有效的锻炼才能达到成功预防或降低高血压的结果。应该把运动当成一种习惯,享受运动带来的愉悦感,并制定目标,奖励自己,或寻求支持,让朋友或家人一起加入每日运动中来,帮助自己坚持下去。

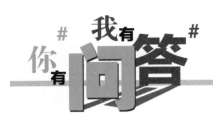

问题1:发现血压高之后要做什么?

答:一旦发现血压高,下一步就是要采取措施降低血压,但是具体采取什么措施,取决于每个人身体的具体情况。应让医生从专业的角度对我们的身体进行全面评估,比如询问病史、体格检查、实验室检查、影像学检查、心电图检查等。鉴别血压增高是原发性还是继发性,了解高血压对身体有没有造成损害以及损害的程度,再结合体重、饮食、生活习惯等制定出因人而异的针对性治疗方案。还要注意,高血压的治疗是一个终身的过程,一定做到坚持服药和运动,日常在家测量血压,身体出现异常情况及时就医。

问题2:高血压不吃药行不行?

答:对于年轻人来说,首次发现高血压,可以先从调整饮食和睡眠、减少压力、改变生活习惯开始,如果依然不能降压,再仔细查找原因用药物治疗。对于中老年人,一旦确诊为高血压病,无论血压多高,都必须终身吃药,不得自行随意更改治疗方案,更不能随意停药。

问题3:瘦人是不是不会得高血压?

答:虽然肥胖是高血压的原因之一,但并不是瘦人就不会得高血压,继发性高血压的患者当中,瘦人并不少见。高血压的发病机制比较复杂,体型消瘦者得高血压之后跟肥胖者相比,血管硬化、心脏代偿性肥大等更加明显,应激反应中更倾向于急躁、激动,因而降压治疗效果要比胖人差。另外,高血压病正在逐步年轻化,青年人应警惕无症状型高血压的存在。

问题4:是不是吃上降压药就可以不用戒烟戒酒了?

答:不是。降低血压需要采取综合措施,包括饮食、作息、运动、情绪、体重的调整,加上服用药物。研究表明,单纯依靠药物并不能持续降压,反而因为需要增加药量来强制降压而带来更多不良反应。引起高血压的原因和机制的复杂性,决定了降压的措施一定是多方面的,这当然包括去除烟酒等不良嗜好。

问题5:老刘吃氢氯噻嗪能降压,那我也吃氢氯噻嗪行不行?

答:不行。现在常用的一线降压药有五大类,还有更多的二线降压药,每一种药物的降压机制都不同,都有它独特的功能,且都有其潜在的不良反应。而每个人血压升高的原因和机制也不尽相同,再加上每个人的健康情况、基础疾病也不一样,对药物的反应也不一样,所以必须由医生经过综合分析后,才能找到适合的降压药物,确定合理的用药剂量,尽量避免不良反应,这在医学上称为个体化治疗。比如患有痛风的人,就不能用氢氯噻嗪来降压,否则痛风会加重。

问题6:听说降压药有不良反应会伤身体,那我身体不舒服了吃、舒服了就不吃降压药了,这样行不行?

答:不行。这种做法是非常不可取的。当你被确诊为原发性高血压后,服用降压药就必须是持续终身的事情了。高血压是一种慢性病,在治疗期间血压降到正常,并不等于高血压病痊愈了,如果症状一消失就停药，会使血压出现波动，甚至升得更高，这种现象叫作"反跳"，很容易出现高血压脑病、脑出血等严重后果。因此必须坚持长期服药，无论有没有症状。

学习感受留言板

　　分析刘先生血压高的原因，主要是喝酒、抽烟、工作压力大，平时也不太在意身体状况，忽略了对健康的关注；高血压很有可能早已存在，只是没有症状，而刘先生出现头晕、头疼、注意力不集中、失眠、烦躁这些症状时，血压已经高得相当危险了。刘先生的经历告诉我们：关注自身健康，了解医疗卫生常识，定期体检以早期发现异常情况，及时就医，采取个体化的综合的治疗，就一定能维持血压的稳定，保障血管和重要脏器的健康。

学习感受留言板

（黄金珠）

任务二　老年性心脏病

▋情景再现

　　李先生,55岁,平时好抽烟,每天能抽30多根,总说自己啥病也没有,儿女劝他戒烟他也不听。这天早上李先生正在巷口跟人闲聊,突然感到胸口剧烈疼痛,像压了一块大石头一样憋闷难受,出了一身冷汗,他想起身活动活动,谁知一下就晕倒了!邻居们赶紧打120急救电话,救护车将李先生接到胸痛中心,经过一系列检查,最终确诊是心肌梗死。医生快速和家属沟通后,紧急给李先生进行了心脏血管介入手术,这才转危为安。事后李先生感叹道:"太危险了!我真是幸运啊,多亏医生救了我的命!"

一、夺命心脏病

　　心脏病是人类健康的头号杀手,全世界1/3的人口死亡是由心脏病引起的,而对于老年人,心脏病更是危害生命健康的首要原因。心脏结构复杂(图5-9),功能强大,因而心脏一旦有病,将对身体产生严重影响。心脏病类别很多,包含了冠状动脉粥样硬化性心脏病(冠心病)、肺源性心脏病(肺心病)、高血压性心脏病(高心病)、心律失常、风湿性心脏病(风心病)、心肌病、心肌炎、心脏瓣膜病、心内膜炎、先天性心脏病(先心病)等,以及它们共同的结局——心力衰竭(心衰)。

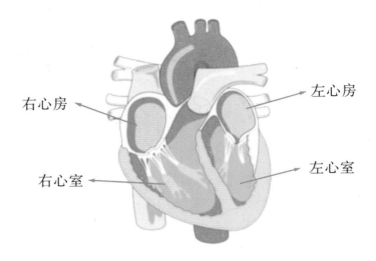

图 5-9　心脏剖面图显示其内部结构

1. 心脏病的危险因素

在我国老年人群中,常见的心脏病是冠心病、肺心病和高心病,其主要危险因素包括年龄、性别、遗传、高血压、高血脂、吸烟、糖尿病、运动缺乏、肥胖、精神压力大等。除了前三个无法改变,其他危险因素都可以通过改善不良习惯、临床干预治疗来得到很好的控制,从而降低心脏病的发生率。

2. 心脏病的常见表现

心脏病的临床表现有很多,常见的有:①体力活动时有心悸、疲劳、气急等不适,如上楼时比以前或比别人容易出现心悸和气急;②劳累或紧张时,突然出现胸骨后疼痛或胸闷压迫感;③左胸部疼痛,伴有出汗或疼痛放射到肩、手臂及颈部;④脉搏过速、过慢、短促或不规则;⑤熟睡或做噩梦过程中突然惊醒,感到心悸、胸闷、呼吸不畅,需要坐起来一会儿才好转;⑥饱餐、寒冷、吸烟、看情节紧张的电视时感到心悸、胸闷或胸痛;⑦感冒后轻微劳动也感到心悸、疲乏或走路稍快就觉气急;⑧突然胸部不适而晕倒在地,会有马上要死去的感觉;等等。

生活中出现上述任一情况时,建议尽快到医院检查,以便早期发现心脏病,从而采取有效的防治措施。

二、未雨绸缪,科学防范

虽然心脏病十分凶险,但是学习了心脏病的预防知识,并且遵照执行,那么危险也会远离我们。

1. 控制体重

有研究表明,体重增加 10%,冠心病危险性增加 30%,体重增加 20%,冠心病危险性增加 86%,肥胖者的血脂、血糖和血压往往都比非肥胖者要高,从而增加了冠心病的发病率。所以在配合科学的降脂、降糖和降压治疗的同时,患者也应积极减重,以减少心脏病的发病风险。

2. 戒烟

烟草中的烟碱可使心率加快、血压升高、心肌耗氧量增加、血管痉挛、血小板黏附性增加,这些不良影响,使吸烟的男性冠心病发病率比不吸烟者高三倍。而且,吸烟还是造成心绞痛发作和猝死的重要诱因。

3. 戒酒

实验证实,酒精对心脏具有毒害作用,过量的酒精能降低心肌的收缩力。对于患有心脏病的人来说,酗酒会加重心脏负担,导致心律失常,影响体内物质代谢,促进动脉硬化形成,引起冠心病和心衰。

4. 改善环境

噪声较大的地方会导致居住者血压升高,最终导致高血压性心脏病;空气污染严重的地方会让人罹患慢性阻塞性肺疾病,从而引起肺心病。所以应改善居住环境,扩大绿化面积,降低噪声,防治各种空气污染。

5. 避免感染

对于老年人来说,无论是哪一种心脏病,包括心力衰竭,都往往会由于上呼吸道感染而引起急性加重。因此,应尽可能避免到人多拥挤的地方,同时增加体育锻炼,或接种疫苗,以提高免疫力,减少上呼吸道感染的发生。

6. 合理饮食

合理饮食对于心脏病患者来说相当重要,因为高脂、高糖、肥胖都与不合理膳食有关。所以,从心脏病的防治角度看,营养既要全面,又要做到"三低"原则,即低热量、低脂肪、低糖。

7. 适量运动

得了心脏病之后,不是不能运动,而是要做适量的体育锻炼。因为维持适当的经常性运动,有助于增强心脏功能,促进新陈代谢,尤其能够促进脂肪代谢,降低体重,防止动脉粥样硬化。对于已患心脏病的人来说,应根据心脏功能和体力情况,适当进行体力活动,促进血液循环,增强抵抗力,防止血栓形成,提高全身各脏器的功能。但应注意避免过于剧烈的活动,活动量应逐渐增加,以不引起症状为原则。

8.生活规律

养成健康规律的生活习惯,心情愉悦,避免情绪激动、焦虑、过度劳累以及熬夜等,给心脏一个稳定舒适的"工作"氛围,有益于心脏健康。

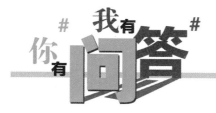

问题1:什么是冠心病?

答:冠心病全称为冠状动脉粥样硬化性心脏病,也就是冠状动脉发生了严重的粥样硬化斑块,就像年久失修的自来水管生锈一样,硬化斑块造成了冠状动脉的狭窄或堵塞,使得心肌供血障碍,心脏不能正常运转而引发严重后果。

如果只是冠状动脉狭窄,血液供应减少,则引发心绞痛。如果是完全堵塞,血流完全中断,则引发急性心肌梗死。

问题2:什么是肺心病?

答:肺心病全称为慢性肺源性心脏病,是由于肺、胸廓、肺血管异常导致肺动脉高压(图5-10),引起右心衰竭的一类疾病。肺心病的发生与吸烟、大气污染、油烟刺激有密切关系。有慢性阻塞性肺疾病、支气管哮喘、支气管扩张症等基础疾病的患者,是肺心病的高危人群。

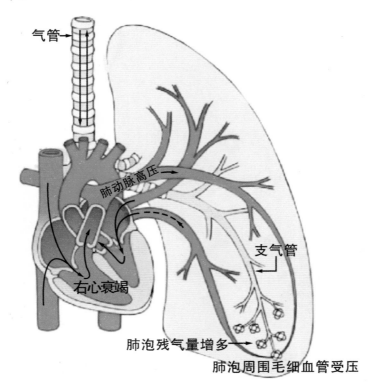

气管

肺动脉高压

支气管

右心衰竭

肺泡残气量增多

肺泡周围毛细血管受压

图 5-10　肺心病发病机制示意图

肺心病的表现一般有慢性咳嗽、咳痰史,以及逐步出现活动后乏力、呼吸困难等现象,医生会发现明显的肺气肿体征。急性发作时会出现严重缺氧,甚至会出现精神异常症状。此外,右心衰竭还会导致患者双下肢水肿,乃至全身水肿。

发生肺心病之后,主要是进行呼吸系统的抗感染治疗,以及针对症状的镇咳、祛痰、平喘治疗。结合长期家庭氧疗,可明显改善缺氧状态下肺心病患者的生活质量。

问题 3：什么是高心病？

答：高心病全称为高血压性心脏病，高血压长期控制不佳，引起心脏结构和功能改变，即为高血压性心脏病。它包括左室舒张功能减退、左室肥厚，逐步发展为心肌收缩功能减退，最终心力衰竭。

其主要表现为劳力性呼吸困难、端坐呼吸以及夜间阵发性呼吸困难，另外还有因为左心衰竭、肺瘀血所引发的咳嗽、咳痰和咯血现象，以及由于心排量不足而导致的乏力、疲倦、头晕、心慌以及少尿和肾功能损害表现等。

其主要的治疗措施是休息，降低血压，纠正心力衰竭。

问题 4：心脏病发作时现场如何抢救？

答：如果患者呼吸心跳还存在，首先应让患者坐下，不能再有任何活动，保持身体的稳定，如果是急性左心衰竭则还需要两腿下垂，减少回心血流量，以减轻心脏负担，同时立即拨打 120 急救电话。

让患者保持镇静，解开颈胸腰部比较紧的衣服，深呼吸，保持患者温暖，必要时用毛毯或衣物盖住身体。

如果胸痛，可寻找能扩张冠状动脉、减轻疼痛的药物，如硝酸甘油、单硝酸异山梨酯、速效救心丸等。

有吸氧装置的先吸上氧气，等待救护车到来。

如果患者呼吸心跳已经停止，在场人员要立刻施行心肺复苏术，以挽救其生命。

学习感受留言板

情景案例中,李先生由于缺乏心脏病常识,没有认识到抽烟对心血管的严重伤害,差点酿成大祸。幸好周围人能够及时拨打120急救电话,李先生接受了及时的治疗才转危为安。但并不是每个人都这么幸运,我们要做的就是重视预防心脏病,从日常生活做起,点滴改善,长期坚持,使我们的心脏能健康快乐地在身体里跳动。另外,每个人都应积极学习抢救心搏骤停患者的心肺复苏术和体外除颤仪的使用,紧急情况下,能够在第一时间挽救患者的生命。

学习感受留言板

（黄金珠）

项目六　老年人呼吸系统疾病常识及自我诊疗

任务一　慢性阻塞性肺疾病

▍情景再现

邱爷爷今年78岁,好抽烟,咳嗽20多年了,尤其是每年秋冬季都能连着咳嗽好几个月,间断性地吃药,觉得没多大事,也没有系统治疗。后来又出现气喘,一开始是活动量大的时候喘得厉害,慢慢地变成轻微活动都喘,坐着不动都喘,但他一直认为是年纪大了的缘故。最近有点感冒,咳嗽和气喘更严重了,连睡觉都受影响,得半躺着睡,不然就憋得难受,他这才同意家人带他来医院,医生检查后说邱爷爷是得了慢阻肺,得住院治疗。

一、什么是慢阻肺?

慢阻肺的全名是慢性阻塞性肺疾病,很多人没有听说过这个疾病名字,但其实慢阻肺是世界第三大致死性疾病,也是我国目前常见的慢性疾病,在我国有将近1亿的患者。对慢阻肺认知的缺乏,是致使患者病情严重的原因之一。慢阻肺是一种以持续气流受阻为特征的慢性呼吸系统疾病,可防可治,但如果出现急性加重和并发症的话,病情会很严重。肺功能检查是诊断该病的重要方法。

1. 慢阻肺患者常见表现

慢阻肺的患者一开始往往是慢性支气管炎的表现,比如慢性咳嗽、咳痰,随后出现肺气肿的表现,如活动后气促,而且逐渐加重,甚至休息的时候也感到呼吸困难。最后会丧失日常生活的能力和意志,导致食欲减退、抑郁、焦虑等现象。慢阻肺的常见临床表现如图6-1所示。

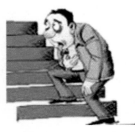
呼吸困难(慢阻肺的重要症状,约占患者总数的一半以上)

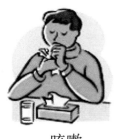
咳嗽

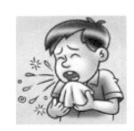
咳痰

图 6-1(1) 慢阻肺常见临床表现

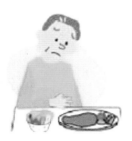
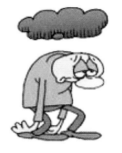
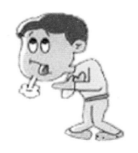

食欲减退 抑郁 喘息和胸闷

图 6-1(2) 慢阻肺常见临床表现

2. 慢阻肺的自我检测

如何知道自己是不是患上慢阻肺了呢？请对照表 6-1 进行自我检测。

表 6-1 慢阻肺自我检测对照表

危险因素	是否符合	躯体表现	是否符合	精神表现	是否符合
长期吸烟		长期咳嗽、咳痰		抑郁	
长期接触粉尘或化学物		气短逐渐加重		焦虑	
长期使用煤、柴草等燃料		喘息			
被动吸烟		胸闷			
室内外空气污染		体重下降			
年龄大		食欲减退			

表 6-1 内的项目,符合的越多,说明患慢阻肺的可能性就越大,请及时就医,让专业的医生进一步做肺功能检查来确诊。

二、科学防范,让呼吸顺畅

得了慢阻肺之后不只是出现咳嗽、咳痰、气短这些呼吸系统受损的症状,时间久了还会伤及全身其他重要脏器,比如引起慢性肺源性心脏病、右心衰竭、心律失常、呼吸衰竭等严重后果。另外还会有营养不良、身体消瘦、骨质疏松等,使得身体抵抗力进一步降低,生活质量也会明显下降。那么我们如何预防慢阻肺,让呼吸变得顺畅呢?

1. 坚决戒烟,远离污染

吸烟和空气污染是导致慢阻肺的最重要因素,它们会损伤支气管壁,使支气管黏膜分泌物增多,引起病原体滋生、炎症发生,带来咳嗽、咳痰的症状;还会使支气管痉挛,增加呼吸道阻力,从而出现呼吸困难。只要避免长期暴露于危险因素环境,如戒烟、改善居住环境、加强通风、不使用污染大的燃料,就可以保持健康的肺功能。研究证实,戒烟及时,可以使慢阻肺的发生率减少80%~90%,在疾病的任何阶段,戒烟都有助于阻断慢阻肺的发生和发展。

2. 定期检查,早期干预

如果你有面临慢阻肺危险因素的情况,应定期进行肺功能检查,尽可能早期发现肺功能的异常,及时给予有效干预。如彻底治疗呼吸道感染、扩张气道、抗炎、吸氧、补充营养等,以避免更加严重的情况发生。

3.接种疫苗,加强锻炼

积极防治婴幼儿和儿童期的呼吸系统感染,接种流感疫苗、肺炎链球菌疫苗、卡介苗等有助于防止慢阻肺患者反复感染。注意保暖,防止感冒,加强体育锻炼,如步行、打太极拳、慢跑等,可增强体质,提高机体免疫力,有效预防慢阻肺急性加重事件的发生。另外,呼吸训练也是有效提高呼吸功能的锻炼方法,表 6-2 中列举了具体做法,供大家对照练习。

表 6-2　呼吸训练方法

步骤	内容	注意
1	仰卧,两手握拳在肘关节处屈伸 5~10 次,平静深呼吸 5~10 次	①每次从步骤 1 到 5 按顺序做完,由慢到快,循序渐进; ②每日可做 2~3 次,每次用 8~15 分钟完成; ③用鼻吸气,用嘴呼气,呼气比吸气时间长约 1 倍; ④身体自然放松,不要屏气、换气过度,以免造成头昏、眼花、胸闷等症状; ⑤当有呼吸道感染或合并心衰时暂不宜锻炼; ⑥运用以上卧位锻炼一段时间后,也可选取坐位或立位进行
2	两臂交替向前上方伸出,自然呼吸 5~10 次;两腿交替在膝关节处屈伸 5~10 次	
3	两腿屈膝、双臂上举外展并深吸气,两臂放回体侧时呼气,做 5~10 次	
4	口哨式呼气:先用鼻吸气一大口,用唇呈吹口哨状用力呼气,做 5~10 次	
5	腹部呼吸,两腿屈膝,一手放在胸部,一手放在腹部,吸气时腹壁隆起,呼气时腹壁收缩,做 5~10 次	

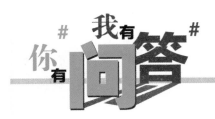

问题1：吸烟时间长了，戒烟后会出现咳嗽、胸闷等和慢阻肺相似的症状，所以不能戒烟吧？

答：烟草当中的尼古丁会让人产生依赖，吸烟久了突然戒烟，会出现一些不适现象，这属于戒断症状，与慢阻肺的症状不是一回事。不戒烟的话，烟草会破坏气道黏膜上皮细胞，使得它的自净、防御功能下降，削弱局部抵抗力，还会使支气管痉挛，增加通气阻力，使呼吸功能越来越差。越早戒烟，可明显延缓肺功能降低的速度，使吸烟者发病危险率近似于不吸烟者，因此还是应该尽早戒烟。

问题2：是不是没有明显气短就不需要做肺功能检查？

答：不是。肺功能检查是诊断慢阻肺必做的检查之一，可检测出呼吸道的通畅度、肺容量的大小，对于尽早发现气道异常、鉴别诊断疾病、评估严重程度和预后、评定疗效都有非常重要的价值。但是在我国，肺功能检查率低下，导致了大量慢阻肺患者被漏诊。在早期症状不明显的时候不做肺功能检查，会错过有效干预的时机；当症状明显的时候去检查，虽然可提高诊断率，但是此时药物治疗效果就不显著了，而对于一些严重并发症（如心衰、呼衰），更是难以逆转了。所以，我们应当像量血压那样，定期进行肺功能检查，以早发现、早诊断、早干预。

问题 3:怎么判断气喘不是哮喘而是慢阻肺?

答:气喘是慢阻肺和哮喘的共有表现,但是二者在病因和发病机制上并不相同,所以治疗的根本措施也不一样。哮喘多在儿童期就开始发病,常有过敏、鼻炎、湿疹等病史,常在夜间和清晨出现发作性喘息,每日症状变化快,肺功能检查发现气流受限是可逆的,用激素治疗最为有效。慢阻肺常发生在中老年阶段,有长期吸烟和接触脏空气的病史,主要为咳嗽、咳痰和活动后气喘,进展缓慢,逐渐加重,肺功能检查显示为不可逆性气流受限,主要用支气管扩张剂进行治疗。

问题 4:慢阻肺能根治吗?

答:不能,但是可防可控。慢阻肺一旦确诊,说明患者气道的气流受限已经不可逆转,所以一定要做好预防和干预,避免普通呼吸系统疾病发展到慢阻肺。对于已得慢阻肺的患者,目前临床上对其治疗目标是,短期内改善症状、改善活动耐力和生活质量,长期内控制发作,降低肺功能下降速度,避免并发症出现,最终降低死亡率。大家应该明白的是,慢阻肺是一种慢性病,要像对待高血压、糖尿病等慢性病一样,进行长期管理和药物治疗,同时建立信心,坚决和它斗争到底。

问题 5:什么是慢阻肺的急性加重?

答:慢阻肺急性加重是指原有表现加重,如咳嗽多,痰多、变黄,发热,胸闷气促更加明显,平时用的药物不能缓解病情。引起慢阻肺急性加重最常见的原因是呼吸道感染,部分患者可能因为环境影响或不按时服药导致。同时也要和肺炎、充血性心衰、心律失常、气胸、肺栓塞等疾病相鉴别。

问题 6：什么是家庭氧疗？

答：吸氧是慢阻肺患者必须进行的治疗方法。在急性发作期胸闷、气促明显的时候，吸氧可以迅速缓解缺氧症状，在危急关头拯救患者；而对于稳定期有低氧血症的患者来说，坚持家庭氧疗也是非常必要的。家庭氧疗是患者自购压缩氧气筒、家庭制氧机、液氧罐等设备，在家中进行吸氧，每天吸 15 个小时，坚持至少 6 个月。适合于经过戒烟、药物治疗病情稳定后，在休息时仍存在动脉血氧分压<55 mmHg 或动脉血氧饱和度<0.88 的患者。氧疗期间要定期到门诊复查，以观察病情变化，了解吸氧效果，家属也要鼓励和监督患者，同时注意氧气瓶属于易燃易爆物品，要认真阅读使用说明和安全提醒，做到安全存放、安全使用。

学习感受留言板

情景案例中的邱爷爷以为,年纪大了,咳嗽、气喘都是普遍现象,这种想法是不对的。虽然随着年龄的增长,人体的各个器官会出现退化,但是和同龄人相比,长期咳嗽、做轻微活动甚至不活动都呼吸困难,会严重影响我们的生活质量,发展到出现并发症等不可逆情况时,就会导致重病甚至死亡。所以,我们应该珍视自己的身体,重视健康问题,不要讳疾忌医,延误病情。只要早发现、早干预,就能阻止病情恶化,让您重新顺畅地呼吸。

学习感受留言板

（黄金珠）

任务二　肺炎

▌情景再现

丁先生,65岁,3天前下大雨没带伞,淋着雨回家,第二天就开始发热,头疼,咳嗽和深呼吸的时候胸部像针扎一样疼。感觉呼吸不顺畅,吃不下饭,睡不好觉,自服退热止疼药,没有去医院。今天出现了烦躁不安、心慌、嘴唇发紫,家人赶紧送他来医院,最终被医生诊断为肺炎,并且已经进展到感染性休克了,十分危险。

一、小病原,大问题

肺炎是一种发生在终末气道、肺泡和肺间质的炎症,可因病原体感染、理化刺激、免疫损伤、过敏及药物引起。其中,最常见的是细菌感染引起的肺炎,另外还有病毒、支原体、衣原体等病原体引起的肺炎。小小的病原微生物会由空气进入人体呼吸道内,滋生繁殖,引起肺毛细血管充血、水肿,肺泡内纤维蛋白渗出,白细胞大量浸润,带来面积大小不等的肺部损害(图6-2),严重者可能发生

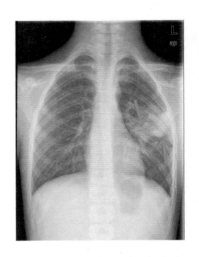

图6-2　肺炎患者的胸部
X线片(箭头所指为肺炎
病灶)

胸膜炎、脓胸、心包炎、脑膜炎,甚至感染性休克而危及生命,是临床上最常见的感染性疾病之一。临床上的肺炎常根据患病环境分为社区获得性肺炎和医院获得性肺炎,本节所说的是社区获得性肺炎。

1.肺炎患者常见表现

主要表现如图6-3所示。

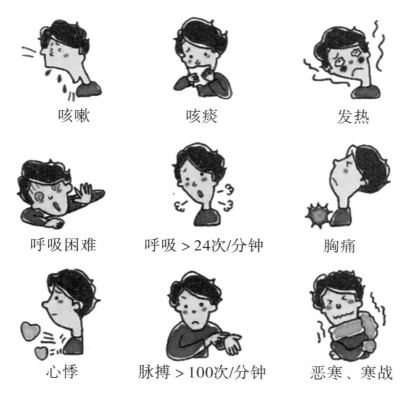

图6-3　肺炎患者的常见表现

2.肺炎的自我检测

请对照肺炎自我检测对照表(表6-3),检测一下您是否可能得了肺炎。

表6-3　肺炎自我检测对照表

常见现象	受凉劳累	发热	寒战	全身酸痛	心慌乏力	咳嗽脓痰	呼吸困难	咯血	胸痛
简要分析	病因	全身表现				呼吸系统表现			
自测结果									

当您出现上述现象时应及时就医,不要觉得发热、咳嗽是小问题,自己吃点药就行了,这样会延误病情,可能导致严重后果。应当由医生通过专业的问诊和检查来确定到底是什么原因引起的发热,再给予针对根本的治疗措施。肺炎的治疗很简单,就是针对感染的病原体选择合适的抗生素,就能取得较好的疗效,但如果不诊断清楚,尤其是并发了其他疾病时,治疗就变得复杂和不确定了。

二、科学防范,远离肺炎

老年人是肺炎的高危人群,因为随着年龄的增长,人的呼吸系统的防御功能会下降,比如鼻子对吸入空气的过滤和湿化作用减退,咳嗽反射不灵敏,支气管纤毛自净功能和白细胞吞噬功能下降,机体的免疫应答低下,从而使呼吸道难以保持无菌状态。如果再加上淋雨、受凉、劳累、精神紧张等诱因,极易发生病原体入侵到呼吸道深部,造成肺炎。如果长期吸烟,或遇到冬春季呼吸道疾病暴发流行而不注意防护,那就更容易患肺炎了。

那如何避免罹患肺炎呢？请看表6-4当中所列的方法。

表6-4　肺炎的预防措施

项目	方法
环境	经常开窗通气,保持室内空气流通
	主动远离吸烟和空气污染的环境
	对生活和工作场所进行杀菌消毒
日常习惯	关注天气变化,注意防寒保暖
	注意个人卫生,戴口罩,勤洗手,多晒太阳
	规律作息,保证充足的睡眠
	戒烟,少饮酒,合理饮食,注意营养全面均衡
	坚持体育锻炼(如散步、打太极拳等),增强体质
心理调整	提高对肺炎的认识,不恐慌,不悲观
	自我调控情绪,保持良好心境,避免焦虑和抑郁
身体调整	可选择足部按摩、鼻部按摩、针灸、刮痧、芳香疗法等物理治疗方法调整身体,预防肺炎,但应注意在专业医生的指导下进行

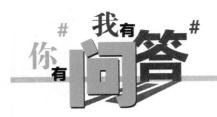

问题 1:痰液检查能确诊肺炎吗?

答:痰液是呼吸道黏膜分泌的黏液,当有病原体感染时,里面会混杂很多白细胞、病原体、组织碎片甚至是血细胞,使得痰液表现出不同的量、颜色和气味。用肉眼观察痰液的外观,可以简单提示一些感染的类型,比如铁锈色痰说明有肺炎球菌感染,脓血痰可能是金黄色葡萄球菌感染,砖红色胶冻样痰是肺炎克雷白杆菌感染,绿色痰可能是铜绿假单胞菌感染。但是想要得到最准确的结果,必须做痰液的病原学检查,如病毒分离和细菌培养,或者血液的血清学检查,查找特异性抗体。

问题 2:胸部 X 线拍片和透视一样吗?

答:胸部 X 线检查可以得到肺部感染病灶的清晰图片,明确病变位置、证实疾病存在、发现周围影响,因其快速、廉价又有诊断价值,故成为医生常选用的诊断肺炎的方法。X 线拍片和透视不一样,虽然两者都是用 X 线照射身体来观察肺部异常,但前者曝光时间短,辐射量小,可洗出胶片长久保存,方便以后进行对比观察;而后者曝光时间长,辐射量大,没有胶片,无法留存资料,故只用于体检,粗略筛查肺部疾病。另外,胶片上能显示出小至 2 mm 的病变,而透视的清晰度有限,因此诊断肺炎采用的是 X 线拍片检查。

问题3:肺炎好治吗?

答:肺炎是呼吸系统中病因和发病机制相对简单的疾病,如果是病原体感染引起的肺炎,当通过痰液或血液明确了病原体的类型后,可随即进行药敏试验,来寻找消灭病原体的最佳抗生素,制定合理的剂量和给药方式,配合对症治疗措施,可快速取得很好的疗效,治愈出院。但是如果没有及时就医诊断,或药物选择错误,或剂量、疗程不够,那病情就会反复,甚至并发更严重的问题,如感染性休克,那治疗就变得复杂和被动了。

问题4:什么是感染性休克?

答:感染性休克是常发生在老年肺炎患者身上的一种严重并发症,当病情延误或感染控制不良的时候,患者会出现血压下降、四肢湿冷、多汗、嘴唇青紫、脉搏过快、心律失常等,而发热、胸痛、咳嗽反而不突出。这种情况下,需要紧急抢救休克,否则会有性命之忧。

▌学习感受留言板

丁先生的经历告诉我们,随着年龄的增长,身体各方面功能退化,防御能力也有所下降,生活中切不可逞能,更不要自行盲目服药。引起肺炎的虽然是肉眼不可见的病原体,但却有大大的危害,一定要谨慎对待身体的任何异常,相信医生的诊断方法和能力,以免延误病情,危及生命。

学习感受留言板

（黄金珠）

项目七　老年人消化系统疾病常识及自我诊疗

随着年龄的增长,老年人消化系统各个器官的组织结构及生理功能也逐渐衰退,并呈现进行性不可逆的变化。机体代偿能力、贮备能力和免疫能力也随着年龄增长而下降。胃肠疾病是消化系统的常见病,尤其是各种急慢性胃炎及十二指肠溃疡等发病率近年来呈上升趋势,要想有效预防胃部疾病,熟悉胃肠病的基本知识是很有必要的。

任务一　胃炎的认知与防治

▌情景再现

王女士,60岁,近两年来总是觉得反酸、腹胀不适,偶尔还会有隐隐的上腹痛。休息一下或忍一忍就会有所缓解,她只当是近来带孙子比较劳累的缘故。但一天前反胃呕吐时发现呕吐物中有血丝,才开始担心害怕起来,甚至怀疑自己得了不治之症。

一、胃病是什么？

胃病是一个笼统的概念。从现代医学上讲，胃病包括多种多样的疾病。有胃炎、胃溃疡、胃息肉以及胃的各种肿瘤、胃下垂等。在临床上，它们经常出现相似的症状，如胃部的疼痛、饱胀、嗳气、胃酸反流、恶心、呕吐等。其中胃炎和溃疡病加在一起可能占到胃病患者的绝大部分。

1. 什么是胃炎呢？

胃炎是指各种原因引起的胃黏膜炎症，是胃黏膜对各种损伤的反应过程。典型表现为上腹饱胀、隐痛，食欲不佳、恶心、呕吐等，也存在部分患者长期无明显症状。

临床上胃炎可分为急性胃炎、慢性胃炎。其中慢性胃炎在各种老年胃病中的发病率最高，是危害老年人身体健康的常见病，且发病率随着年龄增长而升高，50岁以上者约有50%患有慢性胃炎，60岁以上者的萎缩性胃炎发病率为72.4%~92.5%，现阶段认为慢性萎缩性胃炎转变为癌症概率比较高。所以老年人一定要对胃炎有所认识，做好预防，以便早发现、早诊断、早治疗。

2. 胃炎有哪些表现呢？

（1）急性胃炎的主要症状：急性单纯性胃炎发病较急，主要表现是上腹不适、疼痛、食欲下降、恶心呕吐，有时伴腹泻，严重的急性胃炎还会出现呕血、便血等症状。

（2）慢性胃炎的主要症状：最常见的是胃部疼痛和饱胀感，尤其在饭后症状加重，而空腹时比较舒适；特别是老年人每次虽吃饭不多，但总是存在饱腹感，并常常伴有反酸、恶心、呕吐、食欲下降等症状。由于进食少、消化不良，还可进一步导致老年人营养不良、消瘦、贫血、疲乏无力、腹泻等。一些病人还会伴有神经系统症状，如精神紧张、心情烦躁、失眠、心慌、健忘等，而这些现象又会加重慢性胃炎的胃部症状，形成恶性循环，使病情迁延，不易治愈。

二、科学预防，积极治疗

1. 保持乐观的心情

人是感情动物，心情的好坏自然会影响饮食。心情不好会影响胃液的分泌，进而导致没有什么食欲，即使勉强吃饭也会感觉好像一直堵在胃里，不消化。老人要保持乐观的心情，避免情绪出现大的波动，不要有太多的心理负担，老人切记茶饭要清淡，心情要宽坦。

2. 科学饮食

俗话说："食多伤胃，忧多伤脾。"胃病大部分是饮食不当导致的，建议老人患病后，要注意饮食，每日补充足够的营养，要多吃比较好消化的食物，膳食均衡，荤素搭配，这样对病情恢复有很好的作用，患者切记不要过多食用辛辣生冷的食物。

3. 细嚼慢咽

老年人患病后要注意进食时多吃软食,避免生冷、不卫生的食物,咀嚼食物要充分,使唾液对食物中的淀粉进行初步消化,这样还能吃到食物中的甜味。

4. 注意补水

老年人患病后可能会有呕吐、腹泻的情况,这样身体会失去大量水分,因此,要及时地补充水分,糖盐水是比较好的,不要喝糖分多的饮料,以免胃酸过多,加重病情。

5. 药物治疗

药物的选择与用量需要听从专科医生意见,不可盲目自行判断服药,也不可人云亦云、道听途说而乱服药物。

提醒大家,所谓"病从口入",胃病的主要原因就是饮食不当。因此,我们要注意饮食卫生,饭前便后要洗手;不吃变质、发霉的食物,以免细菌感染。此外,患病与人的情绪息息相关,患者要保持精神放松,这样对恢复病情也有帮助。

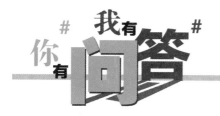

问题 1:胃炎会发展成胃癌吗?

答:大部分患者的胃炎不会突然变成胃癌,但部分患者长期存在的慢性萎缩性胃炎存在恶变的可能性。若病理报告中怀疑或确诊为萎缩性胃炎,同时伴有轻度异型增生或者低级别上皮内瘤变,一般建议 3~6 个月复查胃镜,以免发生重度异型增生和重度上皮内瘤变,即癌前病变。

问题 2:慢性胃炎有哪些常规检查方法?

答:常用检查方法有:①X 线钡餐检查,适合于年老体弱或因其他疾病不能做胃镜检查者;②幽门螺杆菌检测,常用尿素呼气试验,可分为^{13}C-尿素呼气试验和^{14}C-尿素呼气试验,也就是人们常说的"吹气试验";③胃镜及活组织检查是诊断慢性胃炎最可靠的方法。

问题 3:患者如何通过饮食来调养慢性胃炎?

答:①养成良好的饮食习惯,少食多餐、定时进餐、细嚼慢咽;②注意饮食的营养平衡,种类尽可能丰富,荤素搭配,稀稠结合,主食方面应粗细结合,多摄入高蛋白食物及高维生素食物,如瘦肉、鸡、鱼、肝、肾等内脏;③注意饮食的酸碱平衡,当胃酸分泌过多时,可喝牛奶、豆浆、吃馒头或面包以中和胃酸,当胃酸分泌减少时,可用浓缩的肉汤、鸡汤,带酸味的水果或果汁,以刺激胃液的分泌,帮助消化;④注意降低食物刺激性,选择食物以清淡、少油腻、少刺激性、易消化为主。

问题4:"老胃病"怎样进行运动锻炼?

答:"老胃病"调养除了要保持情绪乐观、营养平衡、有良好的习惯外,还必须坚持运动锻炼。对于普通老年人来说,运动锻炼一般以散步为佳,这样安全、简便,又可全身心投入,给器官、组织提供充分的氧和血液循环。步行距离、时间尽可能长些,甚至阔步行走。另外祖国健身宝库中的锻炼项目也层出不穷,比如最常见的太极拳,柔中带刚,非常适合老年胃病患者长期锻炼。

学习感受留言板

这次王女士不敢大意,到医院检查,医生诊断为慢性胃炎。慢性胃炎在各种老年胃疾病中的发病率最高,是危害老年人身体健康的常见病。正确认识胃炎,积极预防、合理饮食、保持乐观的情绪,科学规范地治疗,愿大家都远离胃病,健康常伴!

学习感受留言板

任务二　消化性溃疡的认知与防治

▌情景再现

刘先生,62 岁,这几年来时不时地总是出现腹部胀痛,尤其是饭后疼痛更明显,可每次都能自行缓解,也就没太重视。昨天和多年不见的老战友们重逢,本来就爱喝两口的刘先生一时高兴,多喝了几杯,傍晚因为腹部剧烈疼痛被家人送医院看急诊,医生诊断是消化性溃疡并发胃穿孔,可把大家吓坏了!

一、认识溃疡病

溃疡病即消化性溃疡,95%~99%的溃疡发生在胃或十二指肠,分别称为胃溃疡或十二指肠溃疡。消化性溃疡是人类的常见疾病,随着年龄的增加,消化性溃疡的发病率逐渐上升,临床上约有 40%的消化性溃疡患者是 60 岁以上的老年人。

1.老年溃疡病有自身特点

与中青年溃疡病患者相比,老年溃疡病患者有以下特点。

第一,老年人由于机体反应能力差、感觉迟钝,常无典型症状。有资料显示,65 岁以上的溃疡病患者中,有典型症状的仅占 1/5。许多老年溃疡病患者仅表现为胃脘部胀满、食欲不振、体重下降和贫血等消化不良症状。

第二,老年人患胃溃疡比十二指肠溃疡多(年轻人好发十二指肠溃疡),且胃溃疡的癌变率较高(约为5%),最终常需手术治疗,且预后较差,死亡率高。

第三,老年人患高位溃疡和巨型溃疡较多。高位溃疡是指溃疡靠近贲门和胃体,患者常可出现吞咽困难、胸骨后疼痛,因而易被误诊为食管疾病和心绞痛。巨型溃疡是指溃疡病灶的直径大于3cm,不易愈合,且易引起出血、穿孔和幽门梗阻。

此外,老年溃疡病患者常伴有高血压病、糖尿病、慢性支气管炎和心脑血管疾病等,从而影响溃疡病的检查、诊断和治疗。

2. 消化性溃疡的临床表现

由于胃和十二指肠溃疡在发病原因和临床表现上有许多相似之处,医生有时难以将两者区分开来,因此往往诊断为消化性溃疡或胃、十二指肠溃疡。本病的临床表现很有特点:病程很长,少则几年,多则十余年或更长;发作呈现出周期性,如秋季或春季发病,疼痛也有节律性,常伴有嗳气、胃酸反流、上腹或胸口灼热等感觉。胃镜下可见圆形、椭圆形的慢性溃疡。溃疡病的症状有疼痛、灼心、反酸、嗳气、打嗝、恶心、呕吐、体重减轻、失眠等神经官能症的表现,以及出血与贫血等。

还有一些溃疡病患者没有任何较明显的症状,只是在偶然的情况下或体检时才被发现患有胃溃疡病;少数病人仅在发生了严重的并发症,如穿孔出血、幽门梗阻时才被发现。这些病人检查身体时无阳性体征。

二、科学预防,积极治疗

（1）保持乐观情绪,正确对待疾病,避免过度紧张,注意劳逸结合,生活规律,保证足够睡眠,以维持高级神经中枢活动的平衡。

（2）注意季节性的气候变化,特别是秋末冬初和冬末春初之时,随时增添衣服,保持腹部温暖,冬季穿一件薄棉背心大有好处。

（3）疼痛时用手按压腹部或使身体稍微弯曲,就可减轻疼痛,最好于两餐饭之间,在疼痛前吃些碱性食物（如苏打饼干等）,可中和胃酸,减少创面刺激。

（4）注意饮食,少食多餐、定时定量;宜用低脂、高蛋白、清淡、软烂、较热和容易消化的食物,以减轻胃肠的负担。避免食用带有刺激性的食品如辣椒、醋、浓茶（尤其在空腹时）、酸性果汁等。

（5）遵医嘱,合理用药,根据病情选择抑酸疗法（H_2 受体拮抗剂、质子泵抑制剂）、抗幽门螺杆菌疗法或铋剂、胃黏膜保护药等。

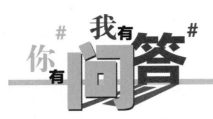

问题1：胃溃疡和十二指肠溃疡有什么不同的表现？

答：①疼痛的部位不同：胃溃疡的疼痛通常见于中上腹或偏左，而十二指肠溃疡的疼痛多位于中上腹偏右侧（这是由胃与十二指肠的解剖位置决定的）；②疼痛的规律不同：胃溃疡的疼痛（餐后痛）通常出现在餐后1小时内，经过1~2小时可以缓解，到下一次进食时再重复出现以上情况。而十二指肠溃疡多在餐前（饥饿痛）出现疼痛，进食后疼痛反而可以缓解。

问题2：消化性溃疡潜在危险有哪些？

答：溃疡病是多发病和常见病，很多人都认为这是小毛病，不重视。其实，消化性溃疡根本不是"小毛病"，它除了会出现常见的慢性、周期性、有规律的疼痛外，更重要的是病情控制不好的话易发生多种并发症，一旦出现并发症，就有可能危及生命。消化性溃疡常见的并发症有上消化道出血（最常见）、胃穿孔（突发刀割样疼痛）、幽门梗阻（能"上"不能"下"的痛苦）、癌变（最严重）等。

问题3：溃疡病病患者如何合理饮食？

答：日常各类主食中，面条、发面馒头比较养胃，对溃疡患者最有益。因为发酵食品中的碱性成分可稀释中和胃酸，能保护溃疡病灶，促进愈合。而米中含酸多，且偏凉性，日常熬粥时，可选择小米，小米粥养胃功效佳，少吃大米饭。熬粥时少放点苏打进去，对胃有好处。日常也可准备一些烤馒头片或烤面包片。感觉胃内反酸时,可取一两片慢慢咀嚼,抑酸效果比较好。

▌学习感受留言板

真是心有余悸啊!幸亏刘先生被及时送到了医院,否则后果不堪设想。为什么这么说呢?因为胃穿孔是溃疡病患者严重的并发症之一。穿孔之后大量的胃液流入腹腔,会引起化学性或者细菌性腹膜炎甚至中毒性休克,如果不及时抢救就会危及生命。刘先生的经历告诉我们:溃疡病不能"拖",胃肠健康莫忽视,一定要及时就医明确诊断,防患于未然!

学习感受留言板

附:胃病自我小测试

大多数老年人可能认为自己的胃只有一点点小毛病,甚至是完全健康的,不用多考虑,实际上,俗话说得好:十胃九病。不论是什么原因引起的,大部分人的胃都处于亚健康状态。

怎样才能知道自己的胃是不是出现了不和谐的症状呢? 以下为您提供一个快速有效的小测试,通过这个简单的方法,来判断一下自己的胃是否健康吧!

自查项目	0分	1分	2分	3分	4分	自我评分
定期进行健康体检	1年1次	2年1次	3年1次	3年以上1次		
是否抽烟	从不	偶尔	经常	长期		
是否饮酒	从不	偶尔	经常	长期		
三餐是否规律	非常规律	比较规律	不太规律	经常不规律		
是否有咽喉炎,每年都是在固定的季节发作?	从不	偶尔	经常	长期		
是否有过胃部反酸感觉?	从未发生过	每月1~2次	每周1~2次	每周3~5次	每周6次以上	
是否有过腹胀现象	从未发生过	每月1~2次	每周1~2次	每周3~5次	每周6次以上	
是否总感到心窝部有烧灼不适的感觉	从未发生过	每月1~2次	每周1~2次	每周3~5次	每周6次以上	

续表

自查项目	0分	1分	2分	3分	4分	自我评分
是否有过上腹部疼痛或感到上腹部不适	从未发生过	每月1~2次	每周1~2次	每周3~5次	每周6次以上	
是否经常打嗝	从未发生过	每月1~2次	每周1~2次	每周3~5次	每周6次以上	

如果您通过以上测试,得分为0~4分,说明您的胃处于健康状态。您的胃酸指数刚好1级,建议您继续保持良好的护胃习惯。

如果通过测试,得分为5~24分,说明您的胃有点小麻烦啦!您的胃酸指数为2级。您的胃酸多了点,但不需要特殊治疗,特别提醒您需要注意日常的饮食。避免刺激性食物,建议您从今天开始,多关心关心您的胃,学习些护胃知识,培养良好的护胃习惯,否则您的胃会出现更严重的问题。

如果您的得分达到25分以上,说明您的胃酸指数为3级,您的胃酸明显过多,胃部健康让人有点担心。在此特别提醒您:除了要寻找病因外,请遵照医生指示服用抑酸药物,同时也请培养良好的护胃习惯,配合治疗。

(以上建议仅供参考,个人具体的胃健康状况,请向医生咨询。)

（侯　萍）

项目八 糖尿病常识及自我诊疗

情景再现

李先生,58岁,当初就是一个小脚趾硬结感染,治疗之后很快痊愈。但是没几个月时间,他就因为血糖高突发了昏迷,在医院诊断为酮症酸中毒,抢救后症状缓解。医生说,这种情况如果送来晚了,后果不堪设想,即便没有生命危险,但是有些损伤也是不可恢复的!

一、老年糖尿病现状

近年来糖尿病发病率逐年上升,成为继心血管、肿瘤之后排在第三位的严重危害人民健康的非传染性疾病。几乎每个人都能接触到糖尿病患者,如家人、同事、邻居等。随着我国老龄化的加剧以及日益增长的老年糖尿病管理需求,老年糖尿病患者的健康教育亟待规范。

二、糖尿病的定义

糖尿病是一种常见的内分泌代谢性疾病,它是以血浆葡萄糖水平升高为特征的代谢性疾病群。引起血糖升高的病理生理机制是胰岛素分泌缺陷及或胰岛素作用缺陷。血糖升高时可出现多尿、多饮、多食、消瘦及视物模糊等症状。

三、老年糖尿病分类

一般来说,老年糖尿病可有以下几种类型,即1型糖尿病、2型糖尿病、特殊类型糖尿病。

1.1型糖尿病

此型糖尿病的特点是,患者体内只能产生少量胰岛素或者不能产生胰岛素。虽然这类糖尿病可以发生于任何年龄段,但常见于儿童和青年人群中。在我国老年糖尿病患者中,此型只占一小部分。由于这类糖尿病患者必须用胰岛素治疗,因此又称胰岛素依赖型糖尿病。

2.2型糖尿病

此型糖尿病的特点是,患者体内不能分泌足量的胰岛素以满足身体代谢的需要,或产生的胰岛素不能有效地发挥作用,从而导致血糖升高,久而久之,会出现一系列并发症,如肺、肾脏、心脏和大血管病变等。这类患者约占我国糖尿病总人数的95%,由于它多发于中老年人群,因此又称为成年发病型糖尿病。

3.特殊类型的糖尿病

特殊类型糖尿病主要是指因基因缺陷、其他内分泌疾病、不当使用药物或化学品、感染等原因所引起的各种糖尿病。

四、糖尿病症状

糖尿病早期常会出现以下症状,需要引起我们注意。

(1)短期内体重减轻或身体消瘦而又无明显原因,尤其是体重突然明显减轻的肥胖者,最好立即检测血糖或进行糖耐量试验,以判定是否患有糖尿病或糖耐量降低。

(2)肢体出现溃疡或皮肤反复出现疮疖、痈肿,经治疗效果不佳时,就应进行血糖检测,以确定是否为糖尿病引起的皮肤病变。

(3)在餐前经常出现乏力、心慌、手抖、多汗、饥饿感明显等症状,且无明显原因者,应进行血糖检测,诊断是否为高血糖引起的低血糖反应。

(4)在无明显原因的情况下,出现视力下降、视物模糊、双目干涩者,应积极检查眼底和血糖,以确定是否为糖尿病性眼底病变。

(5)女性外阴部皮肤不明原因瘙痒且反复发作,或有尿频、尿急、尿痛症状,经妇科治疗或抗感染治疗后效果不明显者,也应检测血糖,以明确是否为糖尿病引起阴道炎或糖尿病并发泌尿系统感染。

(6)在原因不明的情况下,男性阳痿、性欲减退,女性闭经或月经紊乱且经治疗效果不佳者,应进行血糖检测,以确定是否为糖尿病所致。

五、糖尿病的并发症

1. 急性并发症

（1）糖尿病酮症酸中毒和高渗性非酮症糖尿病昏迷。

（2）感染：常发生疖、痈，手、足或体癣、肺结核、胆囊炎、牙周炎、尿路感染、真菌性阴道炎等。

2. 慢性并发症

（1）大血管病变：包括大、中动脉粥样硬化。主要侵犯主动脉、冠状动脉、大脑动脉、肾动脉和肢体外周动脉，可引起冠心病、缺血性或出血性脑血管病、肾动脉硬化、肢体动脉硬化等。

（2）微血管病变：微血管即微小动脉和微小静脉之间的血管。主要表现在视网膜、肾、神经、心肌组织，其中尤以糖尿病肾病和糖尿病视网膜病为重要。糖尿病肾病是 1 型糖尿病患者的主要死亡原因。糖尿病性视网膜病变是失明的主要原因之一。糖尿病性神经病变以周围神经为主，通常为对称性，下肢较上肢严重。糖尿病性心血管病变和心肌代谢紊乱可引起广泛性心肌坏死等损害，称糖尿病性心肌病，可诱发心力衰竭、心律失常、心源性休克和猝死。

（3）眼部疾病：除视网膜病变外，糖尿病还可引起白内障、青光眼、屈光改变及虹膜睫状体病变等。

（4）皮肤、肌肉、关节病变：皮肤小血管扩张，面色红润，皮下出血和瘀斑，皮肤发绀或缺血性溃疡，皮肤水疱病，黄色瘤，糖尿病性肌萎缩，营养不良性关节炎，等等。糖尿病足是截肢、致残的主要原因。

六、糖尿病的诊断

表 8-1　老年糖尿病诊断标准

诊断标准	静脉血浆葡萄糖或糖化血红蛋白水平
有典型糖尿病症状(烦渴多饮、多尿、多食、不明原因体重下降)	
随机血糖	≥11.1 mmol/L
或加上空腹血糖	≥7.0 mmol/L
或加上葡萄糖负荷后 2 h 血糖	≥11.1 mmol/L
或加上糖化血红蛋白	≥6.5%
无糖尿病典型症状者,需改日复查确认	

注:随机血糖是指不考虑上次用餐时间,一天中任意时间的血糖,不能用来诊断空腹血糖受损或糖耐量异常;空腹状态指至少 8 h 没有进食热量;糖化血红蛋白需在符合标准化测定要求的实验室进行检测。

七、糖尿病的预防

1. 心理调节

良好的心态对糖尿病的预防也是有积极作用的。焦虑、烦躁等心理因素会进一步加强胰岛素抵抗,促使糖尿病的发生。

2. 定期体检

临床专家认为,年龄超过 45 岁、有糖尿病家族史、高脂血症、高血压、超重或肥胖、嗜好吸烟、有长期偏食习惯、有巨大儿生育史的妇女等人群更应及早检测血糖。肥胖患者尤应定期抽检血糖,在怀孕过程中出现过高血糖的女性也要特别注意。

3. 食物要合理均衡搭配

富含碳水化合物、脂肪的食物都是高热量的食物,要尽量少食。饮食应该以低糖、低盐、低脂、高纤维、高维生素为主。另外,糖、蛋白质、脂肪三方面的食物要合理均衡搭配。

4. 体育锻炼

降低糖尿病风险,运动是必不可少的一种方式,它不仅消耗身体多余的热量和脂肪,维持肌肉量,还可以提高胰岛素的敏感性,以便更好地与调节糖代谢,控制血糖平衡。一周至少保证 5 次及以上的锻炼,每次锻炼不低于 30 分钟。

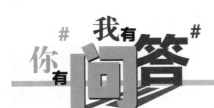

问题 1:低血糖症的表现有哪些?

答:低血糖患者会有乏力、头昏、心悸、出汗等不适症状,甚至昏迷。有些患者长期低血糖可能会影响脑功能,出现记忆力下降、烦躁等情况。

问题 2:检测糖化血红蛋白的重要性在哪里?

答:正常人的糖化血红蛋白为 3%~7%,平均为 6%。如果高于 7%,表示 4 周以前血糖高于正常。糖化血红蛋白增高还可出现在有糖尿病肾病、动脉硬化等慢性合并症的患者中。因此,临床上常用糖化血红蛋白的检测来了解糖尿病患者近 4~8 周内的血糖控制情况和糖尿病并发症的进展状况。

问题 3:糖尿病患者怎样保护足部?

答:①穿鞋前应仔细检查鞋子内有无坚硬的异物,以免割伤脚部。②平时穿吸汗性好的棉袜和适合脚的鞋子,不要赤脚走路,同时要尽量避免爬山、跑步等会对足部带来巨大负担的运动。③每晚用 40~50 ℃的温水泡脚 15~20 分钟,以保持脚部的清洁与血流畅通;为了避免脚部干裂,不要使用电热毯、热水袋。剪趾甲时要小心,不可剪得太深,否则会损伤皮肤,造成甲沟感染。

问题4：怎样预防糖尿病病人发生低血糖？

答：①合理使用胰岛素和口服的降糖药，尤其是并发肾病肝病、心脏病、肾功能不全者，应根据病情变化及时调整用药剂量；②善于觉察低血糖的早期反应，于发作前少量加餐可有效地预防；③增加体力活动时应及时加餐，或酌情减少胰岛素用量；④随时携带病历卡片（注明姓名、地址、病名、用药情况、联系人、电话等），以备在发生低血糖时作为急救措施的参考；⑤外出时，随身携带一些食品（如糖果、饼干等）以备急用。

▍学习感受留言板

　　分析李先生小脚趾硬结感染发作的原因，主要可能是血糖增高导致的感染。糖尿病急性酮症酸中毒给李先生带来的生命危险导致他昏迷入院，及时抢救后才得以转危为安。李先生的经历告诉我们：糖尿病急性并发症有时很凶险，一定要及时救治。

学习感受留言板

（雷　云）

项目九 类风湿性关节炎常识及自我诊疗

▌情景再现

冯女士,53岁,半年多来双手腕及手指的关节反复肿痛,早上起来还握不了拳头。前几天刮风下雨时,更是痛得坐立不安。到好几家医院看过,医生告诉她患有类风湿,吃了药好一点,一停药又犯,治疗效果不理想。由于她对类风湿这种疾病没有太多的了解,有些害怕,因为她听人说类风湿关节炎可以使人致残。

一、类风湿关节炎现状

类风湿性关节炎是中老年人的常见疾病。这种疾病往往表现为关节疼痛、僵硬、肿胀等症状,虽然这些症状不致命,但是目前尚不能完全治愈。因此,患有这种疾病时,患者需要坚持定时治疗,否则很难摆脱疾病的折磨。

目前一系列医学研究发现:类风湿性关节炎是一种可以致残的疾病。类风湿性关节炎对患者健康的危害和影响并不简单。临床中发现,在疾病发作的早期阶段,患者可能只感觉到一个或两个关节的疼痛和僵硬,特别是当早晨起床时僵硬最明显。随着时间的推移,疾病进展并逐渐发展成多个关节的受损,并且关节畸形和功能受到限制等其他症状。当疾病严重到一定程度时,患者的关节畸形,致残率非常高,甚至导致身体的其他器官功能丧失,严重损害身体健康。本病呈全球性分布,是造成人类丧失劳动力和致残的主要原因之一。

二、类风湿关节炎的定义

类风湿关节炎(rheumatoid arthritis,RA)是以对称性多关节炎为主要临床表现的异质性、系统性、自身免疫性疾病,是常见的风湿病之一。本病以双手、腕、膝、足关节的对称性多关节炎为主,可伴发热、贫血、皮下结节、淋巴结肿大等关节外表现。

三、类风湿关节炎的临床表现

RA 的临床表现多样,从主要的关节症状到关节外多系统受累的表现。RA 多以缓慢而隐匿的方式起病,在出现明显关节症状前可有数周的低热,少数患者可有高热、乏力、全身不适、体重下降等症状,随后逐渐出现典型关节症状。少数则急性起病,在数天内出现多个关节症状。

（一）关节表现

1. 晨僵

早晨起床后病变关节感觉僵硬,称"晨僵",如胶黏着样的感觉,持续时间至少 1 小时者意义较大。晨僵出现在 95% 以上的 RA 患者。晨僵持续时间和关节炎症的程度成正比,它常被作为观察本病活动指标之一。

2. 关节疼痛

关节痛往往是最早的症状,最常出现的部位为腕、掌指关节、近端指间关节,其次是足趾、膝、踝、肘、肩等关节。多呈对称性、持续性,但时轻时重,疼痛的关节往往伴有压痛。

3. 关节肿

凡受累的关节均可肿胀,常见的部位为腕、掌指关节、近端指间关节、膝等关节,亦多呈对称性。

4. 关节畸形

见于较晚期患者,关节周围肌肉的萎缩、痉挛则使畸形加重。最为常见的晚期关节畸形是腕和肘关节强直、掌指关节的半脱位、手指向尺侧偏斜和呈"天鹅颈"样及"纽扣花样"表现,部分关节畸形如图 9-1。重症患者关节呈纤维性或骨性强直失去关节功能,致使生活不能自理。

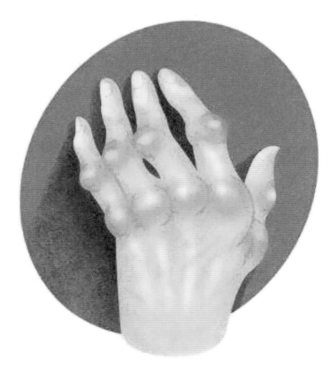

图 9-1　类风湿关节炎致关节畸形

5. 特殊关节

（1）颈椎的可动小关节及周围腱鞘受累出现颈痛、活动受限，有时甚至因颈椎半脱位而出现脊髓受压。

（2）肩、髋关节其周围有较多肌腱等软组织包围，最常见的症状是局部痛和活动受限，髋关节往往表现为臀部及下腰部疼痛。

（3）颞颌关节病变早期表现为讲话或咀嚼时疼痛加重，严重者有张口受限。

6. 关节功能障碍

关节肿痛和结构破坏都引起关节的活动障碍。

美国风湿病学会将因本病而影响生活的程度分为四级。

Ⅰ级,能照常进行日常生活和各项工作;Ⅱ级,可进行一般的日常生活和某种职业工作,但参与其他项目活动受限;Ⅲ级,可进行一般的日常生活,但参与某种职业工作或其他项目活动受限;Ⅳ级,日常生活的自理和参与工作的能力均受限。

(二)关节外表现

1.类风湿结节

类风湿结节是本病较常见的关节外表现,可见于20%~30%的患者,多位于关节隆突部及受压部位的皮下,如前臂伸面、肘鹰嘴突附近、枕、跟腱等处。其大小不一,结节直径由数毫米至数厘米、质硬、无压痛、对称性分布。此外,几乎所有脏器如心、肺、眼等均可累及。

2.类风湿血管炎

RA患者的系统性血管炎少见,体格检查能观察到的有指甲下或指端出现的小血管炎。

3.肺

肺受累很常见,其中男性多于女性,有时可为首发症状。

4.心脏受累

急性和慢性的RA患者都可以出现心脏受累,其中心包炎最常见,多见于RF阳性、有类风湿结节的患者,但多数患者无相关临床表现。

5.胃肠道

患者可有上腹不适、胃痛、恶心、食欲缺乏,甚至黑粪。

6. 肾

本病的血管炎很少累及肾,偶有轻微膜性肾病、肾小球肾炎、肾内小血管炎以及肾脏的淀粉样变等报道。

7. 神经系统

最常受累的神经有正中神经、尺神经以及桡神经,神经系统的受累可以根据临床症状和神经定位来诊断,如正中神经在腕关节处受压而出现腕管综合征。

8. 血液系统

患者的贫血程度通常和病情活动度相关,尤其是和关节的炎症程度相关。

9. 干燥综合征

30%~40%的 RA 患者在疾病的各个时期均可出现干燥综合征,口干、眼干是其表现,表现有干燥性角膜炎、结膜炎和口干燥征。

四　类风湿关节炎的诊断

参考美国风湿病学会 1987 年 6 月制定的类风湿关节炎诊断标准。大家也可以通过以下方法进行自测。

(1)晨僵至少 1 小时。

(2)3 个或 3 个以上关节肿。

(3)腕、掌指关节或近端指间关节肿。

(4)对称性关节肿。

（5）类风湿结节。

（6）手 X 线改变。

（7）类风湿因子阳性。

以上 7 条标准中只要具备 4 条或 4 条以上，即可诊断为类风湿关节炎；前 4 条均须持续 6 周或 6 周以上。

五、类风湿关节炎的预防

1. 加强锻炼，增强身体素质

经常参加体育锻炼，如保健体操、气功、太极拳、广播体操、散步等，大有好处。凡坚持体育锻炼的人，身体就强壮，抗病能力高，很少患病，其抗御风寒湿邪侵袭的能力比长久不做体育锻炼者强得多。

2. 避免风寒湿邪侵袭

要防止受寒、淋雨和受潮，关节处要注意保暖，不穿湿衣、湿鞋、湿袜等。夏季暑热不要贪凉受露、暴饮冷饮等。秋季气候干燥，秋风送爽，天气转凉，要防止受风寒侵袭。冬季寒风刺骨，注意保暖是最重要的。

3. 注意劳逸结合

饮食有节、起居有常，劳逸结合是强身保健主要措施。临床上，有些类风湿性关节炎患者的病情虽然基本控制，处于疾病恢复期，往往由于劳累而重新加重或复发，所以要劳逸结合，活动与休息要适度。

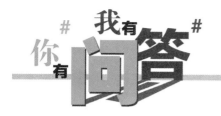

问题 1：类风湿关节炎推荐的运动方式是什么？

答：手指关节病变的类风湿关节炎患者，推荐进行手指的抓、捏、握等练习，如把玩核桃、健身球等。大关节病变的患者，推荐进行散步、游泳、太极拳等轻柔的运动。

问题 2：哪些食物能缓解类风湿性关节炎症状？

答：对于类风湿性关节炎患者而言，食疗作为药物治疗的辅助疗法，有重要作用。下面简单介绍一下不同食物对类风湿性关节炎不同症状的作用：①苦瓜、苦菜、丝瓜等食物，具有清热解毒功效，可以缓解局部发热、发痛等。②薏仁、青菜、水果可以满足人体对维生素、微量元素和纤维素的需求，同时具有改善新陈代谢的功能，可起到清热解毒、消肿止痒的作用，从而缓解局部的红肿热痛症状。③香菇、黑木耳等食品，具有提高人体免疫力的作用，可以缓解局部的红肿热痛等症状。很多食物都可以起到缓解类风湿性关节炎患者症状的作用，但我们选用食物时一定要对症，否则会引起相反效果。

问题 3：类风湿性关节炎一般需要检查什么？

答：血常规、血沉、C 反应蛋白、类风湿因子、抗角蛋白抗体、关节囊滑液、关节影像学检查，类风湿结节活检等。

问题 4：类风湿性关节炎预后如何？

答：大多数患者病程迁延，在病程早期的 2~3 年内致残率较高，如不能及时诊断和及早合理治疗，3 年内关节破坏可达 70%。积极、正确的治疗可使 50%~80% 以上的患者病情缓解。仅有少数（约 10%）在短期发作后自行缓解，不留后遗症。男性比女性预后好；发病年龄晚者较发病年龄早的预后好；起病时关节受累数多，或有严重全身症状的常常预后不良，治疗的早晚和治疗方案的合理性对预后有重要的影响。死亡原因主要有内脏血管炎、感染和淀粉样变等。

▎学习感受留言板

　　分析冯女士双手腕及手指的关节常常反复肿痛的原因，根据冯女士症状发作和刮风下雨有关、停药反复的情况，很大可能是类风湿关节炎。病情反复，患者紧张，目前的情况建议患者到风湿免疫科就诊，这种症状很容易控制。冯女士的经历告诉我们：出现类风湿关节炎类似症状，只要及时就医明确诊断，就能得到有效治疗，还我们健康身体和轻松心情。

学习感受留言板

（雷　云）

项目十　老年人骨关节系统疾病常识及自我诊疗

任务一　颈椎病的认知与防治

▍情景再现

王先生,57岁,工人。2个月前无明显诱因开始右上肢麻木、疼痛,尤其在颈部活动时加重,疼痛范围自肩胛部放射至手指部,夜晚加重。在附近一家诊所进行推拿治疗,疗效不明显,平时坚持日常活动。7天前长时间低头下象棋后右上肢麻木、疼痛症状加重,伴头目眩晕,被迫住院治疗。

一、老年颈椎病定义与现状

颈椎病主要是由于颈椎长期劳损、骨质增生,或椎间盘突出、韧带增厚,致使颈椎脊髓、神经根或椎动脉受压而出现的一系列功能障碍的临床综合征。好发于40~60岁的成人,男性发病率高于女性。当老年人出现颈椎病之后简直不堪其扰,所以需要及早地进行治疗,才能够使颈椎病尽早地痊愈。随着年龄的增长,颈椎及椎间盘可发生不同的改变,在颈椎体发生退行性改变的同时,椎间盘也发生相应改变,所以颈椎疾病非常容易找上老年人。当老年人出现颈椎疾病时,要坚持早发现、早治疗的原则,才能够早日摆脱疾病的困扰,回归正常的生活。

二、颈椎病的症状

颈椎病临床可分为五种类型:神经根型颈椎病(最为常见),脊髓型颈椎病(这类型的病变最为危险),交感神经型颈椎病,椎动脉型颈椎病,混合型颈椎病。不同的类型,症状有一定的差异。

1. 神经根型颈椎病

表现为颈肩部及上肢疼痛不适,其中以麻木、过敏、感觉减弱等为多见。

2. 脊髓型颈椎病

患者先从下肢双侧或单侧发沉、发麻开始,随之出现行走困难,下肢肌肉发紧,不能快步走,重者明显步态蹒跚,更不能跑。双下肢协调差,不能跨越障碍物,双足有踩棉花样感觉。

3. 交感神经型颈椎病

头部可表现为头晕、失眠、注意力不集中、记忆力减退,眼耳部可表现为眼干、视物不清、听力下降、胸闷,心血管系统可表现为心悸、心律失常、血压升高,其他症状包括出汗、畏寒、感觉异常、恶心等。

4. 椎动脉型颈椎病

转头时引起眩晕发作是本病最大特点,轻者休息后可自行缓解,重者眩晕发作时可伴恶心、呕吐、行走不稳甚至猝倒。其中猝倒属于本型的另一种典型临床症状,其表现为发作前多有征兆,于头颈部过度旋转或屈伸时发作,反向活动后症状消失。

5. 混合型颈椎病

临床上常常有上述几型的症状混合存在,这种混合存在的现象使颈椎病的临床表现更为复杂。

三、颈椎病的预防

1. 坐姿正确

要预防颈椎病的发生,最重要的是坐姿要正确,使颈肩部放松,保持最舒适自然的姿势。长时间操作电脑时应定时站起来走动,活动一下颈肩部,使颈肩部的肌肉得到放松。

2. 活动颈部

应在工作 1~2 小时后,有目的地让头颈部向前后左右转动数次,转动时应轻柔、缓慢,以达到各个方向的最大运动范围为准,使得颈椎关节疲劳得到缓解。

3. 抬头望远

当长时间近距离看物,尤其是固定姿势看电视或者电脑时,既影响颈椎,又易引起视力疲劳,甚至诱发屈光不正。因此,每当目视电脑 1 小时后,应抬头向远方眺望 5 分钟左右。

4.睡眠方式

睡觉时不可俯着睡,枕头不宜过高、过低或过硬。枕头中央应稍凹进,颈部应充分接触枕头并保持略后仰,不可悬空。习惯侧卧位者,应使枕头与肩同高。睡觉时,不要躺着看书。禁忌对着头颈部吹冷风。

5. 避免损伤

减少甚至避免急性颈椎损伤,如避免紧急刹车、猛抬重物等。

6.常做保健操

无颈椎病的老年人,可以每日早、晚各进行数次缓慢屈、伸、左右侧屈及旋转颈部的运动,加强颈背肌肉等长抗阻收缩锻炼。颈椎病患者戒烟或减少吸烟对其缓解症状、逐步康复有重大意义,避免过度劳累而使咽喉部反复感染炎症,避免过度负重和人体震动,以减少对椎间盘的冲击。

7. 防寒防湿

颈椎病患者常与风寒、潮湿等季节气候变化有密切关系。因此应注意防风寒、潮湿,避免午夜、凌晨洗澡时受风寒侵袭。风寒使局部血管收缩,血流速度降低,有碍组织的代谢和血液循环。冬季外出应戴围巾或穿高领毛衫等,防止颈部受风、受寒。

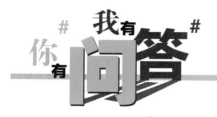

问题1：颈椎病牵引治疗的注意事项有哪些？

答：在选用牵引疗法时应注意以下几个方面。

（1）当患者在做牵引治疗过程中有头胀、头晕等不适时，注意牵引的角度是否得当，适当调整牵引角度，上述症状有时可缓解。

（2）为避免颈背疼痛疲劳感，牵引力宜从小逐渐加大。

（3）对重度椎管狭窄，牵引时可出现下肢症状，如果调整牵引力量和角度后仍未改善，应终止牵引。

（4）年迈、反应迟钝、肺功能不全及身状态虚弱患者睡眠时不可牵引，以防引起呼吸道堵塞或颈动脉窦反射性心搏停止。

（5）饮食不宜过饱，因在饱腹下牵引，不仅不利于消化，且在饱腹状态下影响呼吸及心血管功能。

问题2：颈椎病常见并发症有哪些？

答：视力障碍、颈心综合征、高血压颈椎病、胸部疼痛、下肢瘫痪、猝倒。

问题3：颈椎病临床分哪些类型？

答：颈椎病的临床分型很多，传统上将之分为颈型、神经根型、脊髓型、椎动脉型、交感神经型颈椎病。此外，还有混合型颈病。

学习感受留言板

分析王先生右上肢麻木、疼痛,尤以颈部活动时加重,似放射样自肩胛部至手指部,夜晚加重,这些症状可能是什么疾病导致的?很大可能是颈椎病。王先生的经历告诉我们:长时间固定于某一个姿势,比如低头、用电脑、打麻将等,可以增加颈椎病的发病概率。

学习感受留言板

（雷　云）

任务二　腰腿痛认知与防治

▌情景再现

张先生,60 岁,腰部及右下肢疼痛,活动不利 2 天。2 天前,抬重物时突然出现腰痛,偏右侧,并向右下肢放射,弯腰及后仰都感觉到明显疼痛,经休息未见好转,遂到医院就诊。

一、老年腰腿痛定义与现状

腰腿痛是指以腰部和腿部疼痛为主要临床表现的骨科综合性疾病,包括腰、腿、臀等一个或多个部位的酸软、麻木或疼痛等,具有病因复杂、治疗周期长、易复发等特点。俗话说老人先老腿,因为腿部关节多,青年时劳作过多或者不注意保暖,很多人到老年就会有腰腿疼的毛病。腰腿痛在老年人群中,发病率高达 60% ~ 80%。据统计,我国老年人慢性疼痛患病率 60.2%,而其中最常见的疼痛部位为下肢(64.1 %),其次为腰骶部(39.6 %)。

二、腰腿痛症状

1. 根据起病急缓分类大致可分为急腰腿痛和慢性腰腿痛。

(1)急性腰腿痛:疼痛突然发生,多较剧烈。

(2)慢性腰腿痛:疼痛持续发生,多是程度较轻或时重时轻。

2.根据疼痛的性质分类分为钝痛、酸痛、胀痛、麻痛、放射痛、牵涉痛、扩散痛、关联痛、持续性痛、间歇性痛、阵发性痛等。

三　腰腿痛预防

1.加强腰部锻炼

特别是中老年人,平时应加强腰背肌锻炼,加强腰椎稳定性。从人体解剖学的角度来看,多做腰部锻炼能使腰部骨骼、关节、肌肉延缓老化,使肌肉附着处的骨突增大从而改善骨的血液循环及代谢,使骨外层的密度增厚,骨质更加坚固,延缓骨质疏松、脱钙等老化过程。同时也能加强关节的韧性,提高脊柱和关节的弹性及灵活性。

按照中医经络学说,腰部正中是督脉经过的地方,而"督脉贯脊属肾","督脉流畅,则肾气旺盛"。只有经常进行腰部锻炼,才能有利于肾气充盈。由于"肾藏精",肾气旺,则肾气足,精力充沛,元气旺盛,人体就能保持健康。经常做腰部锻炼,还能改善肾脏的血液供应,提高肾脏代谢废物的排出,同时也有利于肾脏对水分及其他有益物质的吸收。

进行腰部锻炼的运动项目很多,如太极拳、健身气功、八段锦、易筋经、五禽戏等,这些运动锻炼以"腰为轴"。腰部动作多,能活跃腹腔血液循环,还能延缓腰部骨骼、关节、肌肉、韧带老化,防止由此引起的一些病症。

2. 保持正确姿势

正确的姿势不仅能够省时省力,减少人体骨关节、肌肉、韧带的磨损,又可避免不良姿势造成的各种损伤。正确的姿势应该"站如松,坐如钟"。由于不良的生活习惯而造成的脊柱不正,是椎间盘突出的隐伏根源。

从坐姿上,平时腰要挺直,大腿与地面平行,左、右大腿大致平行,膝弯曲大致成直角;头部以眼耳平面定位,眼睛平视前方。从睡姿上,最好睡木板床加垫 5 cm 左右的床垫,可使腰部完全得到休息;侧卧位是值得提倡的睡姿,佛教密宗和瑜伽主张男右女左侧卧立,侧卧位双下肢微屈,有利于全身肌肉的放松。从站姿上,要抬头,下巴要收起来,肩要放松,胸部要稍微前倾,小腹内收,不含背,保持腰部的生理弧度,使背部的肌肉放松。搬取重物时先双膝屈曲下蹲,尽量使重物靠近身体,然后再搬取重物则不易损伤腰部。否则,如双膝伸直,弯腰搬取重物则很容易引起腰部损伤和腰椎间盘突出等病。在工作学习和生活中,应尽量避免长时间的单一姿势,纠正不良姿势,防止过度劳累。特别是腰部的超负荷使用必然会造成腰部肌肉、韧带和关节等的损伤而出现腰痛、腿痛。工作中注意劳逸结合,姿势正确,不宜久坐久站,剧烈运动前先做准备活动。

3. 使用硬板床垫

卧床休息,宜选用硬板床,可保持脊柱生理弯曲。凡慢性腰腿痛者以睡硬板床为好。因为睡硬板床人体的胸背及骶骨部着床,腰部悬空,这样就保持了腰部的生理前屈姿势。有人认为,在睡硬板床的基础上,身体采用侧卧位的姿睡觉更理想,理由是侧卧位时人体与床之间受压的部位最少,加腰背部微弯曲,使肌纤维处于松弛状态、腰背部受压等,有利于血液循环。故此,侧卧位的姿势才是腰部最佳的休息位置,并对腰痛病的缓解有较好功效。

4. 防止寒湿侵袭

人类生活在大自然中,经常受到风、寒、暑、湿、燥、火六邪的侵袭。中医学认为:"寒胜则痛,寒主凝滞,气血不通,经脉不畅,不通则痛。"这一连串的病理改变都可导致腰腿痛。为此,生活起居,工作学习的环境要干燥通风,温暖,避免阴暗潮湿,特别不要睡卧在寒冷潮湿的地上,淋雨后要及时更换衣服。剧烈活动和出汗后不要立即冲冷水澡,冬季的睡床要温暖,农村可睡火炕,城市可用空调、电热毯,这些都可以起到预防和治疗腰腿痛的双重作用。可做护腰、护膝,常戴上护膝、护腰。外出时需多穿衣服,尤是在深秋早春季节,天气寒冷,气候变化无常,更是腰痛病好发季节,故要特别注意保暖。

5. 饮食节制有度

饮食均衡,蛋白质、维生素含量宜高,脂肪、胆固醇宜低,防止肥胖,戒烟控酒。肥胖的人往往易诱发腰背痛,不言而喻,是其过分的体重增加了相应肌肉、韧带和骨关节的负担而致。故其预防措施之一就是要节制饮食,减轻体重,降低因肥胖给腰椎带来的额外负担。

6. 注意合理用药

药物主要是通过肾脏排泄。中老年人常患有动脉硬化,肾的血流量也相应减少,肾小球的滤过率降低,血液经过肾脏时,其中药物、代谢废物等过滤减少,则随尿液排出体外也就会减少,这容易引起药物在体内积聚而发生中毒等,特别是肾功能明显降低的老人,用药更应慎重。如常用的抗生素等药物能使肾功能减退,切不可滥用。

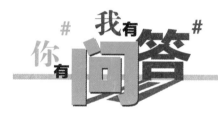

问题 1:腰腿痛患者锻炼注意事项有哪些?

答:首先,腰痛时间避免锻炼。其次,锻炼要循序渐进,强度由小到大,避免突然高强度锻炼。最后,锻炼要有规律,贵在坚持。

问题 2:腰腿痛患者到医院可以做哪些检查进行诊断?

答:腰腿痛患者诊断主要是进行影像检查,如 X 线片检查、CT 检查、MIR 检查、脊髓造影检查等。

问题 3:腰腿痛患者物理治疗的作用有哪些?

答:物理治疗有镇痛、消炎、兴奋神经肌肉和松解粘连等作用。可以改善局部血液循环,加快新陈代谢,增强免疫能力,促进炎症消散,达到消炎镇痛的效果,且无痛苦、无不反应、疗效迅速。

学习感受留言板

分析张先生腰痛发作的原因,主要是抬重物时造成腰部损伤。腰痛给张先生带来的影响:难以俯仰,行走困难,经休息未见好转。他的经历告诉我们:人上了年纪,身体状况下降比较多,要学会自我保护,突然用力或剧烈运动容易引起腰损伤,甚至导致腰椎间盘突出等问题。

学习感受留言板

(雷　云)

项目十一 泌尿、肛肠系统疾病常识及自我诊疗

任务一 前列腺疾病的认知与防治

▌情景再现

刘先生,65岁,近一段时间感觉夜间小便次数增多,每晚2~3次,白天也会出现排尿次数多,并且感觉排尿不畅、排尿乏力、滴沥不尽的感觉。更有一次,他外出参加一个会议,在途中遇上堵车,因无法如厕而尿湿了裤子,弄得十分痛苦和狼狈。别人知道后都说:"人老了都是这样的,过几年就习惯了。"对于老年男性来说,人老了真的只能这样吗?

一、"人老肾气衰、尿尿打湿鞋"是为何?

很多男士到了一定年纪,会出现这样的情况:当感到有尿意时,要站在厕所里等好一会儿,小便才"姗姗"而来,且尿流细,排出

无力,有时甚至是从尿道口线样滴沥而下。这就是人们常说的"人老肾气衰,尿尿打湿鞋",这究竟是为何呢?真的是人们所说衰老的表现吗?其实,这有可能是前列腺增生的前兆。

1. 何谓前列腺?

前列腺是男性生殖系统的一个附属腺体,由前列腺组织和肌组织构成。前列腺腺体的中间有尿道穿过,扼守着尿道上口,所以前列腺疾病(如炎症、增生等)刺激或挤压尿道,排尿首先受到影响。前列腺如板栗大小,底朝上,尖朝下,向上

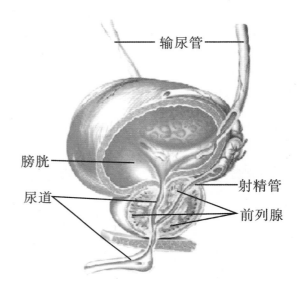

图 11-1　前列腺解剖图

与膀胱相贴,前面紧邻耻骨联合,后面依附直肠,所以有前列腺肿大时,可做直肠指诊触知前列腺的背面。前列腺解剖图见图 11-1。

前列腺具有分泌功能,每天分泌约 2mL 前列腺液,是构成精液的主要成分,前列腺分泌的激素称为"前列腺素"。小儿前列腺很小,性成熟期迅速生长;老年人腺组织逐渐退化,腺内结缔组织增生,形成前列腺增生,压迫尿道,引起排尿困难。

2. 前列腺增生对中老年男性的困扰

前列腺增生又称前列腺肥大或良性前列腺肥大(在于区分前列腺肿瘤),增生腺体位于膀胱颈,使尿路梗阻,引起尿频和排尿困

难,严重影响患者的生活质量,是中老年男性的常见疾病。在泌尿外科住院患者中,它仅次于尿石症,居第二位。

前列腺增生的发病率随着年龄的增长而增加,据不完全统计,在60岁以上的男性当中50%以上会出现前列腺增生症状,在80岁以上的男性中约有80%的人有前列腺增生。

前列腺增生的主要症状有哪些呢?

(1)排尿次数增多是最早出现的症状,夜间更为明显,少数患者可出现急性尿失禁等。这一阶段主要是因为前列腺增生造成了尿道的梗阻,膀胱逼尿肌的功能减退导致膀胱残尿量增多,有效容量减少,而引起的排尿间隔缩短,出现排尿次数增多。

(2)排尿困难是主要症状,包括排尿等待、尿线分叉、淋漓不尽等。随着病情的发展,由于梗阻程度的加重,尿道阻力的增加使患者排尿等待时间延长,射程缩短,尿线细而无力。前列腺增生排尿困难,见图11-2。

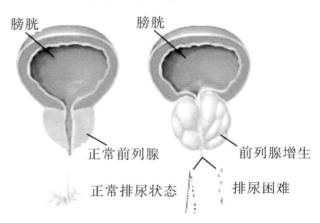

膀胱　　膀胱

正常前列腺　　前列腺增生

正常排尿状态　　排尿困难

**图 11-2　正常前列腺与前列腺
增生排尿状态对比**

(3)尿潴留,前列腺增生过程当中随时可能发生急性尿潴留,可因为气候变化、劳累、饮酒等使前列腺充血加重,水肿所导致。

(4)其他症状,合并感染时可以出现血尿,到晚期可以有肾积水,尿毒症。长期排尿困难,可并发腹股沟疝、痔疮、脱肛等。

二、科学预防,不当"腺长"

前列腺增生是老年男性的常见病和多发病,气候变化、劳累、饮酒都容易引起急性的尿潴留,给患者造成极大的痛苦,因此自我保健是非常重要的。

1. 乐观心态,适当锻炼

要保持一种乐观的情绪,坚持适当体育活动,增强体质。天气变冷时注意保暖,避免感冒。

2. 规律生活,减少久坐

劳逸结合,减少久坐,因为前列腺的位置比较特殊,所以在坐位的时候很容易受到挤压,特别是在骑自行车的时候,应避免挤压到前列腺,减少局部的血液瘀滞。生活中不要憋尿,有尿意应该立即去排尿。

3. 合理饮食,避免便秘

不过度吃辛辣刺激性食物,不要酗酒,可多食用坚果类食物,如南瓜子、葵花子等富含纤维性食物。保持大便通畅,慎用燥热性质的补益药与食品。

4. 注意卫生,适度性生活

男性要注意自己私处的卫生,否则细菌可能会上行到前列腺处,导致病菌感染。过度的性生活使前列腺长期反复充血,前列腺抵抗细菌感染的能力下降,容易出现前列腺炎。长期禁欲可以使前列腺液循环不畅,前列腺液淤积,也容易出现炎症。

5.定期复查,合理就医

建议中老年人群最好是半年做一次泌尿系统B超检查,早发现并及时治疗前列腺炎和尿路结石症等相关疾病,以免引起突然的排尿梗阻的症状。不乱服用药物,比如阿托品之类药物可诱发急性尿潴留。

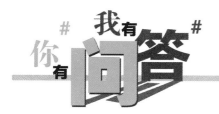

问题1:前列腺增生是前列腺癌吗?

答:前列腺增生和前列腺癌属于两个不同的概念,是两种不同的疾病。前列腺增生目前认为是良性增生,而前列腺癌是恶性肿瘤。二者在临床症状上有一些相同症状,比如说夜尿增多、排尿困难等。在临床诊断上,我们可以通过B超、前列腺特异性抗原(PSA)测定来进行初步鉴别。

问题2:前列腺增生一定得手术吗?

答:前列腺增生的治疗方法有多种,根据增生的程度以及患者症状的轻重,可以选择不同的治疗方法。①首选药物治疗,常用药物如特拉唑嗪、坦索罗辛和非那雄胺等,能够有效地改善症状。药物的选择与用量需要听从医生建议。②除了药物治疗,目前经典的外科手术方法包括:经尿道前列腺电切术、开放性前列腺摘除术、经尿道前列腺电汽化术等。不同程度的患者可以根据实际情况选择不同的治疗方法。

问题3:前列腺增生常规有哪些检查方法？

答:前列腺增生多在50岁以后出现症状,60岁左右症状会更加明显,50岁以上男性出现尿频、排尿不畅等临床表现应该考虑前列腺增生的可能。当前常用的检查方法:①直肠指诊,简单而有效的检查方法;②B超,临床首选的检查方法;③尿流率检查;④血清前列腺特异性抗原测定,对排除前列腺癌,尤其是前列腺有结节的十分有必要;⑤还可以做CT、膀胱镜等相关检查。

学习感受留言板

刘先生一开始十分困惑,后到医院经医生检查诊断为前列腺增生。前列腺疾病是困扰中老年男性的常见问题,属临床常见病多发病,但给我们正常的生活带来了困扰。只有正确地认识前列腺疾病,才能消除我们内心的恐惧和顾虑。及时就医,明确诊断,根据患者不同的症状选择合理的治疗方法,我们的困扰都会得到解除,还我们轻松心态,幸福地过老年生活。

学习感受留言板

（周毕安）

任务二　痔疮的认知与防治

情景再现

张女士,63岁,便秘多年,一次外出旅行回来后偶然发现自己大便带血。之后听人说得了直肠癌才会便血,于是背上了思想包袱,白天精神恍惚,夜间难以入睡。经家人劝说后前往医院就诊,医生诊断是因为痔疮而引起的大便带血。

一、有"痔"在、不自在

痔疮也就是常说的肛门口长"肉球"(图11-3),常常被误认为是"脱肛"(直肠黏膜脱垂,俗语"掉鳖肚"),也不是直肠癌。

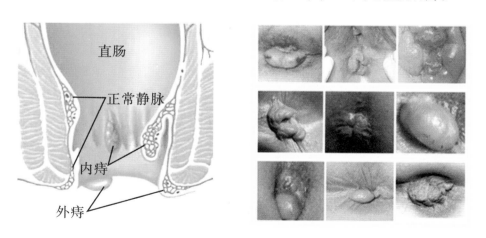

图11-3　痔疮——肛门口的"肉球"

1. 痔疮患者常见烦恼

痔疮的常见症状如图 11-4 所示。

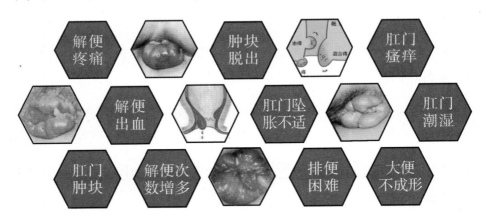

图 11-4 痔疮的常见症状

2. 痔疮的自我检测

请对照痔疮自我检测对照表（表 11-1），检测一下您或家人是否有痔疮。

表 11-1 痔疮自我检测对照表

常见问题	解便出血	肿块脱出	肛门肿物	解便疼痛	解便困难	坠胀不适	肛门潮湿	肛门瘙痒	解便频繁	大便不成形
简要分析	内痔早期	内痔后期	外痔混合痔		多为痔疮引发的刺激症状					
自测结果										

痔疮并不可怕，如果我们出现上述症状（前四项中的一项或多项，不管是否出现后五项中的症状），建议及时就医，不要觉得痔疮

是小病或者觉得不好意思而拖延,就诊的目的是明确诊断,及时治疗。除了痔疮,还有直肠炎、肛窦炎、肛裂以及直肠肿瘤等类似疾病,需要肛肠科医生进行鉴别诊断,以便确诊。

二、科学防范,不做有"痔"之士

人们常说"十人九痔",这种说法是不准确的,但也说明了痔疮的发病率比较高。为什么患有痔疮的人那么多呢?我们又应该如何正确预防?

1. 规律作息,适当锻炼

规律作息,减少熬夜;避免久蹲久坐,适量运动可以愉悦身心,促进血液循环和胃肠蠕动,不仅可以减少痔疮的发生,还可以改善我们的心肺功能,何乐而不为呢!

2. 劳逸结合,心态豁达

日常生活中注意劳逸结合,避免过度劳累;工作生活中学会调整心态,放松心情,因为压力过大、精神过度紧张、脾气暴躁、急躁易怒等都是痔疮的诱发因素。

3. 合理饮食,避免便秘

便秘是诱发痔疮的重要原因之一,合理饮食可以缓解便秘。日常生活中避免酗酒,饮食中宜多食水果及富含纤维素和维生素新鲜蔬菜,主食也要多样化,宜粗不宜细。对顽固性便秘应尽早到医院诊治。宜多食一些富含津汁的食物,如蜂蜜等,防止大便干燥、便秘。

4.定期排便,速战速决

最好是晨起排一次大便,不要长时间忍便,防止蹲厕时间过长(5分钟内为宜,不能超过10分钟),排便时不要读书、看报、玩手机。

5.提肛运动,贵在坚持

提肛运动不管对老年男性还是女性都有很多益处。具体做法:坐、立、卧位均可,全身放松,有意识地收缩肛门,缓慢上提,就像强忍大便一样,然后放松。一收一放为一次,一组30次,每天做2~3组,坚持3周以上。

如您有痔疮请坚持自我训练(表11-2),会收到意想不到的效果。

表11-2 痔疮防范自我训练表

预防痔疮您都做到了哪些								
日期	心情舒畅	每天步数>5000步	蹲便<5分钟	22时前睡觉	解便通畅	提肛运动每天3组	合理饮食	其他措施

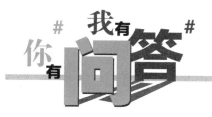

问题1：患有痔疮就得做手术吗？

答：首先，目前痔疮还不能做到根治，主要是治疗痔疮的症状或不适感；其次，多数的痔疮通过药物治疗就可以控制；最后，若出现药物无法控制的出血、脱出、疼痛及继发感染等才需要手术治疗。

非手术治疗的方法包括：改变饮食结构、多饮水、多进食膳食纤维丰富的食物、保持大便通畅、温盐水坐浴、使用痔疮栓或痔疮膏等。手术方法较多，如激光、冷冻、胶圈套扎、药物注射、切除等，可根据医院条件和医生经验选择应用。

问题2：只有老年人才会得痔疮吗？

答：任何年龄段的人都有可能出现痔疮，45~65岁的人最为常见。

问题3：吃辛辣食物会导致痔疮吗？

答：这种说法是不准确的。辛辣饮食可以成为痔疮的诱发因素，但不能够说辛辣饮食就会导致痔疮。多吃高纤维食物并保持充足的水分摄入，可以帮助软化大便，防止便秘和排便用力。

问题4：痔疮会增加直肠癌风险吗？

答：没有证据表明痔疮会增加罹患癌症的风险。但是患有痔疮的患者可能会有坠胀不适、黏液便、大便带血等症状，要由专业医生进行鉴别，以免错过癌症的警示信号。

问题 5:解便出血就一定是痔疮吗?

答:临床引起便血的原因有很多,比如:痔疮、肛裂、直肠炎、肛窦炎、直肠息肉及直肠癌等。反之,痔疮也不一定都会出血,如血栓外痔、赘皮外痔、部分混合痔等。因此,一定不要讳疾忌医,一旦有症状,一定要及时就诊。

▌学习感受留言板

分析张女士痔疮发作的原因,主要是:有多年便秘史,犯痔疮前又有长时间坐车旅行的经历,作息时间不规律、饮食中膳食纤维不足等。痔疮给张女士带来的影响:发现大便带血后怕患有癌症,内心恐慌,压力过大造成失眠。张女士的经历告诉我们:出现便血不要怕,只要及时就医,明确诊断,就能得到有效治疗,还我们健康和轻松心情。

学习感受留言板

(周毕军)

项目十二　老年女性保健

▌情景再现

李女士,60岁,绝经5年,近一段时间感觉下身瘙痒,阴道分泌物多,呈黄水样,有异味。在医院检查后,医生说是老年性阴道炎。李女士以前也得过阴道炎,听医生说,阴道炎主要发生在育龄期妇女,我更年期早都过了,怎么还会得阴道炎呢?

一、老年女性的难"炎"之隐

阴道炎症是妇科最常见的疾病,不仅育龄期女性常见,各年龄组均可发病,老年女性出现外阴瘙痒,白带异常首先考虑是老年性阴道炎。

1. 初识病症,老年性阴道炎

临床上不同类型的阴道疾病有着不同的典型症状,而这些典型症状就是临床诊断的重要依据。同时,患者曾经就诊的医院所下的诊断也具有重要的参考价值。

要判断李女士患的是什么病,需要通过典型症状分析、实验室检查和致病因素分析判定等,确认其是哪一种类型的阴道疾病。

医院检查后认为李女士患"老年性阴道炎",她绝经 5 年,存在外阴瘙痒,且有黄水样、异味白带等阴道感染症状,可以考虑李女士患的是老年性阴道炎,见表 12-1。

表 12-1　老年性阴道炎的典型症状

白带	白带量增多,稀薄,呈淡黄色,有臭味,严重者可见脓血性白带
瘙痒	外阴瘙痒
其他症状	阴道灼热感,性交痛,下腹坠胀,可伴随尿频、尿痛

2. 剖析检查,明确疾病

经过症状的询问,依据典型症状妇科医生已能初步判断出阴道疾病的类型,还需要进行妇科检查和实验室检查,方可确诊。但老年性阴道炎的情况比较特别,患者是否绝经或者是否存在卵巢内分泌功能衰退的情况,也是妇科医生做诊断的重要依据。

虽然老年性阴道炎是细菌感染所致,但与细菌性阴道病却不同,分泌物镜检很少能发现线索细胞。如果出现异常白带,要去医院进行检查。老年性阴道炎与细菌性阴道病的鉴别,见表 12-2。

表 12-2 老年性阴道炎与细菌性阴道病的鉴别

	白带	瘙痒	阴道黏膜	胺臭味试验	显微镜检查
老年性阴道炎	稀薄,呈淡黄色,有臭味,重者呈脓血性白带	无或轻度	菲薄,有点状出血,可有浅表溃疡	不定	大量白细胞
细菌性阴道病	白色或黄色、匀质,鱼腥臭味	无或轻度	正常	阳性	线索细胞,极少白细胞

3.寻根究底,致病原因

老年性阴道炎也叫作萎缩性阴道炎,常见于绝经后的女性。主要原因是卵巢功能减退。

正常阴道黏膜色淡红,表面为复层鳞状上皮。阴道本身没有分泌腺,阴道内的白带,是由子宫颈腺体、子宫内膜腺体的分泌物以及阴道上皮四周丰富的血管网渗透出的少量渗出液和阴道壁脱落的细胞等混合而成的,正常时量不多,能湿润阴道。月经周期中,在雌激素的作用下,阴道上皮细胞呈规律性地增生及脱落变化,同时细胞内含有丰富的糖原,经阴道杆菌分解后变成乳酸,以致阴道内呈酸性,可防止致病菌在阴道内繁殖,即所谓阴道的自净作用。

进入绝经期的女性卵巢萎缩变小,功能衰退,内分泌功能丧失,体内雌激素水平下降。由于缺乏雌激素,绝经期女性的阴道变窄、变短,呈萎缩状态,阴道黏膜变薄,阴道上皮糖原量减少,阴道内酸度下降,局部抵抗力下降,导致细菌入侵繁殖从而引起炎症。此外,手术切除双侧卵巢、卵巢功能早衰、盆腔放疗后等均可导致雌激素水平下降而引起本病发生。

另外,个人的卫生习惯不良,营养素的缺乏,尤其是 B 族维生素缺乏,可能与老年性阴道炎的发病有关。老年性阴道炎的致病因素,见表 12-3。

表 12-3　老年性阴道炎的致病因素

老年性阴道炎的致病因素	李女士的发病因素
绝经后激素分泌改变	是
手术切除卵巢	否
盆腔放射治疗后	否
个人卫生习惯不良	?
营养素缺乏	?

二、科学预防,解除难"炎"之隐

绝经后女性因阴道环境改变、抵抗力下降,大约 30% 会患老年性阴道炎。患者常因白带多、外阴瘙痒或疼痛等不适而烦恼不安。科学预防,是提高老年女性生活质量的重要环节。

1. 规律作息,适度锻炼

规律作息,保证充足的睡眠,减少熬夜;适度的运动可以愉悦身心,增强体质,增加机体对疾病的抵抗力。

2. 注意卫生,防患未然

外阴要随时保持清洁,每天用温清水洗,不要用热水烫洗或用肥皂等刺激性强的清洗剂清洗外阴。会阴清洗时尽量选择淋浴,若要坐盆最好是单独使用,做到专人专盆。内裤要勤换,选用纯棉布料,不穿紧身、化纤质地内裤。每次大便后要从前向后擦拭,以免粪便污染外阴,引起感染。

3. 做好准备,享"性"福生活

老年女性阴道黏膜变薄,阴道内弹性较差,过性生活时可能造成阴道黏膜破损,增加感染机会。因此,可在性生活前在阴道口涂适量润滑剂,以减少阴道摩擦。

4. 合理膳食,保障健康

合理膳食,保障营养均衡,可适当服用复合维生素 B,适当多吃枸杞子、蜂蜜、核桃仁、紫菜等富含 B 族维生素的食物。

5. 积极治疗邻近器官病变

阴道开口位置于会阴部尿道口与肛门口之间,尿路感染、肠道疾病治疗不及时,可累及阴道造成感染,故应积极治疗邻近器官病变,会阴部不适,应合理就医,不要随意服用抗菌药物。

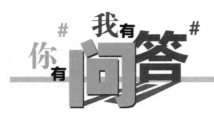

问题1:老年性阴道炎引起的瘙痒,可以用热水烫洗吗?

答:老年性阴道炎患者不要因外阴瘙痒就用热水烫洗外阴,虽然这样做可以暂时缓解外阴瘙痒,但会使外阴皮肤更干燥、更粗糙,反而使瘙痒更明显,清洗外阴时宜使用温水。平时注意卫生,更不要为了"消毒杀菌"就随意使用肥皂或各种药液清洗外阴,因为这样反而会加重皮肤干燥,引起瘙痒,损伤外阴皮肤。

问题2:老年性阴道炎除了需要进行白带常规检查,还需要进行其他检查吗?

答:当患者有脓血性分泌物时,需与生殖道的恶性肿瘤进行鉴别,必要时需要进行宫腔镜检查、宫腔分段诊刮、局部组织的活检等。

问题3:老年性阴道炎是常见疾病,当出现症状时,可以自行购药治疗?

答:当会阴部出现不适时不要乱用药物。因为引起老年性阴道炎的细菌多为大肠杆菌、葡萄球菌等细菌,而育龄期女性以细菌性阴道病、霉菌性阴道炎、滴虫性阴道炎等多见,因此不要乱用治疗阴道炎症的药物,更不要把外阴阴道炎当作外阴湿疹而乱用激素药膏,这样会适得其反,而应当及时就医,明确诊断,针对性地治疗。

问题4:老年性阴道炎是雌激素缺乏引起的疾病,可以长期使用雌激素来预防吗?

答:治疗老年性阴道炎,可局部使用雌激素或口服雌激素类药物,但是建议以少用、短期使用为原则。对患有雌激素依赖性肿瘤如乳腺癌、子宫内膜癌,或可疑有恶性肿瘤的患者均应禁用。使用时应在医生的指导下合理使用。

学习感受留言板

从李女士的病例中,我们可以发现绝经是她发病的主要原因。绝经后女性卵巢功能衰退,体内雌激素水平降低,使阴道抵抗力降低,便于病菌侵入繁殖,引起炎症,绝经后的女性大约30%会患老年性阴道炎。属临床常见病多发病,给她们的生活带来了困扰。但只要正确地认识疾病,及时就医,明确诊断,在医生指导下选择合理的治疗方法,这难"炎"之隐就会得到解除,享受幸福老年生活。

学习感受留言板

（王运贤）

任务二 子宫脱垂的认识与防治

情景再现

李女士,60岁,在跳广场舞的时候忽然感觉自己裤子湿了,觉得有东西从下身掉了下来。她赶紧去厕所查看,结果看到有个像包块一样的东西掉出来了,还有一半连在身体里。李女士吓坏了,以为自己得了妇科肿瘤,并且跳广场舞时肿瘤掉了出来。李女士赶紧来到医院就诊,最终她被诊断为子宫脱垂及压力性尿失禁。至于李女士阴道里掉出来的东西,医生说并不是肿瘤,而是子宫。这个结果让李阿姨觉得不可思议。

一、"离家出走"的子宫——子宫脱垂

正常情况下,子宫"住"在女性的盆腔里面,陪伴女性一生,承担着孕育生命和排出经血的大任,但是,一旦受到伤害,子宫很可能用"离家出走"的方式(子宫脱垂)来告诉您,请关爱和呵护它的健康。

1. 初识病症——子宫脱垂

子宫脱垂是指子宫从正常位置沿阴道下降,宫颈外口达坐骨棘水平以下,甚至子宫全部脱出于阴道口以外,见图12-1。多见于多产、营养不良和常做重体力劳动的女性,发病率为1%~4%。

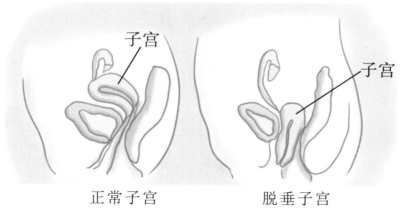

正常子宫　　　　　　脱垂子宫

图 12-1　正常子宫与脱垂子宫对比图

其实对于所有疾病来说,都有一条万能准则——早发现、早治疗,如果能及早发现子宫脱垂,及早治疗,可以避免很多严重的后果。那么,怎样才能发现子宫脱垂呢? 子宫脱垂一般会出现以下一些症状,当发现这些症状时一定要及时就医。子宫脱垂的典型症状特点见表 12-4。

表 12-4　子宫脱垂的典型症状特点

腰骶痛及下坠感	大多患者最早期为腰骶部疼痛或下坠不适感,久站、走路与劳动时加剧,平卧时症状可减轻或消失
阴道肿物脱出	患者在劳动后、站立、蹲位或咳嗽时自觉有肿物自阴道脱出,平卧休息时能自行回缩。严重的子宫脱垂时脱出肿物休息时也不能自行回缩,需用手还纳
阴道分泌物异常	子宫脱垂后,白带增多,合并感染时可见黄脓样或血水状白带
其他系统症状	当咳嗽、打喷嚏、大笑甚至走路时,小便会不自觉流出;受尿液的经常刺激,外阴可继发感染,变得红、肿、痛、痒;排尿不畅,而且可伴尿频、尿急、尿痛;便秘、排便困难

2.寻根究底,致病原因

(1)分娩损伤:因分娩而引起盆底组织损伤是子宫脱垂发生的主要原因。

(2)体质虚弱或营养不良:子宫脱垂常常发生在全身体质虚弱、肌张力减低的女性。子宫脱垂与卵巢功能衰退有一定关系,绝经后女性,尤其体质虚弱、营养欠佳的老年女性由于卵巢功能减退,雌激素水平降低,子宫萎缩,盆底肌肉张力减退,周围组织松弛,因而易发生子宫脱垂。

(3)长期腹压增加:如产后不久就开始做重体力劳动,习惯性便秘、慢性咳嗽、久站等均可能导致子宫脱垂。

二、科学预防,解除难言之隐

对于所有疾病来说,预防大于治疗,同样适用于子宫脱垂。科学预防,是提高老年女性生活质量的重要环节。

1.适度锻炼,增强体质

适量的运动可以愉悦身心,增强体质,延缓衰老,增加机体对疾病的抵抗力。

2.盆底肌肉锻炼

锻炼肛提肌,其目的是使松弛的盆底组织增加张力。方法是随时做闭缩肛门及尿道的动作,用力行收缩肛门运动,盆底肌肉收缩3秒以上后放松,每次连续进行10~15分钟,每日2~3次。

3. 积极治疗相关疾病

及时治疗慢性气管炎、慢性便秘等增加腹压的疾病,避免长期站立或下蹲、屏气等增加腹压的动作。

4. 合理膳食,保障健康

合理膳食,保障营养均衡,可多食用高蛋白的食物。膳食中应多进水分,多吃蔬菜水果等富含膳食纤维的食物,以避免大便干结,减少排便时的腹压。

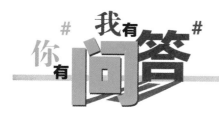

问题 1:子宫脱垂患者必须手术治疗吗?

答:不一定,非手术治疗对于所有子宫脱垂患者都是首选的治疗方法。非手术治疗的目标是缓解症状,增加盆底肌肉的强度、耐力和支持力,预防脱垂加重,避免或延缓手术干预。目前的非手术治疗方法包括应用子宫托、盆底康复治疗和行为指导,对于非手术治疗无效或Ⅱ、Ⅲ度子宫脱垂者,可采用手术治疗。手术方式有阴道前后壁修补、会阴修补、部分宫颈切除及子宫切除术等。

问题 2:子宫托使用的注意事项有哪些?

答:子宫托是一种支持子宫和阴道壁并使其维持在阴道内而不脱出的工具。适用于身体状况不适宜做手术的患者,以及膨出面溃疡手术前促进溃疡面的愈合等。子宫托包括喇叭花形、环形、球形,分大、中、小三种规格。使用者应请妇科医生选择型号,并指导放取技术。子宫托必须早晨放入,晚间取出。放置过久易使阴道壁发生糜烂、溃疡,甚至发生嵌顿,导致尿瘘或粪瘘。

问题3:使用子宫托的常见并发症有哪些?

答:比较常见的是子宫托嵌顿以及阴道瘘的形成。由于老年人阴道上皮萎缩、脆弱,不耐摩擦,且老年人无性生活,加之患者自觉用托后无不适感,日久阴道受托盘摩擦,脱皮、溃烂,而后又愈合成一狭窄环,使托嵌顿。子宫托长时间放置,极易发生周围组织压迫性坏死,向前压迫膀胱尿道,形成尿瘘,或向后压迫直肠,形成直肠阴道瘘,因此子宫托应间断取出,清洗并重新放置。

▍学习感受留言板

从李女士的病例中,我们可以发现其脱出阴道的组织为子宫,并且由于子宫脱垂导致了尿失禁的发生。子宫脱垂多见于多产、慢性腹压增加的绝经后女性,属临床常见病多发病,给老年女性的生活带来极大困扰。我们要正确地认识疾病,重在预防,及时就医,在医生指导下选择合理的治疗方法,避免影响自己的生活质量。

学习感受留言板

（王运贤）

任务三 生殖器官恶性肿瘤的认识与防治

▌ 情景再现

张女士,60 岁,绝经 8 年,近一段时间发现阴道少量出血,阴道分泌物多,误以为"月经"再次来访,未在意,以为过段时间就会好。女儿知道后,催促她尽快到医院就诊,在医院检查后,医生说是子宫内膜癌。

一、老来"经"要警惕

一些绝经多年的阿姨们会突然发现"月经"再次来访,以为是重返青春,还戏称"倒开花",很多人都不在意,以为过段时间就没事了,所以一直拖着不去医院检查,结果就延误了诊治的最佳时机。绝经后出血是一个非常重要的"疾病信息",一定不能忽视,应认真寻找出血的原因。

(一) 宫颈癌

宫颈癌是原发于子宫颈部位的恶性肿瘤,是最常见的妇科恶性肿瘤,也是老年女性常见的恶性肿瘤。高危型人乳头状瘤病毒持续感染,与宫颈癌的发生密切相关。近些年来,普遍开展的宫颈细胞学检查,使得宫颈癌及癌前病变得以及时发现和治疗,宫颈癌发病率明显下降,死亡率也随之下降。但老年女性由于宫颈鳞-柱交界内移到颈管内、性生活减少,不易出现性交出血等早期症状,老年宫颈癌患者常常就诊较晚,晚期患者比例高。

早期宫颈浸润癌常无特殊症状,偶有阴道排液,白带增多,也可有接触性出血。可无明显特殊体征,宫颈光滑或糜烂,与慢性宫颈炎无明显区别,容易漏诊或误诊。病变发展可出现以下症状和体征。

(1)阴道流血。表现为血性白带,接触性出血(如性交、妇检后),绝经后不规则阴道出血。出血量不等,可多可少。当癌组织侵犯宫颈大血管时可引起大出血。

(2)阴道分泌物增多。早期多为水样白带,随着肿瘤增大,癌细胞坏死脱落或继发感染,白带可变为米泔水样混浊,有臭味或呈脓血性。

(3)癌组织侵犯周围组织。肛门坠胀、里急后重、便秘;下肢疼痛;严重时输尿管梗阻而出现肾盂积水,甚至尿毒症;疾病晚期呈现贫血、消瘦、恶病质等。

(4)疼痛。多为晚期宫颈癌的症状。疼痛的主要原因是肿瘤侵犯神经血管,表现为腰背部痛,有时向下肢放射,疼痛较剧烈。其次由宫颈管阻塞而宫腔积液、积脓所致下腹胀痛,发热。肿瘤压迫血管引起下肢胀痛,侵犯输尿管导致腰痛。

(5)体征。随宫颈浸润癌的生长发展,外生型者宫颈赘生物,如息肉状、乳头状,逐渐发展为菜花状,表面不规则,常伴感染,质脆易出血;内生型见宫颈肥大、质硬、宫颈管膨大如桶状,宫颈表面可以光滑,也可以有浅表溃疡。晚期由于癌组织大块坏死脱落,形成凹陷性溃疡,表面覆有坏死组织,有恶臭。阴道壁受累则见阴道壁质硬,有与癌组织相似的赘生物。蔓延至两侧宫旁组织时,妇科检查可扪及两侧宫旁增厚、变硬、有结节,当浸润达盆壁时,形成"冰冻骨盆"。

（二）子宫内膜癌

子宫内膜癌又名子宫体癌,多见于老年女性,约80%的子宫内膜癌发生于绝经后的女性。典型的症状、体征如下。

（1）阴道流血。主要表现为绝经后阴道流血,常为间歇性或持续性流血,量可多可少。尚未绝经者则表现为月经的异常如经量增多、经期延长或经间期出血等。

（2）阴道排液。多为血性或浆液性分泌物,也可有脓性分泌物。

（3）下腹疼痛及全身症状。多为腹部疼痛或腰骶疼痛,多由宫颈闭塞、宫腔积血引起的子宫收缩所致,若继发感染则导致宫腔积脓。晚期患者癌转移压迫神经丛,可引起持续性较重的疼痛。晚期患者可出现消瘦、贫血、恶病质等。

（4）体征。早期时妇科检查无明显异常。病情发展子宫明显增大,或绝经后子宫不萎缩,如正常大小。如合并宫腔积脓,则子宫明显增大、变软、有压痛。当癌灶向周围浸润时子宫固定,宫旁或盆腔内扪及不规则结节状肿物。

（三）卵巢癌

卵巢恶性肿瘤是女性生殖系统三大恶性肿瘤之一，以恶性上皮性肿瘤（卵巢癌）为最常见。可发生于任何年龄，但其发病率随年龄的增长而增高。由于卵巢癌早期无症状，且卵巢位于盆腔内，至今缺乏有效的早期诊断手段，故病变不易早发现，大多数患者就诊时已是晚期。5 年生存率仅 30% 左右，严重威胁老年女性的生命和健康。

卵巢癌早期症状不明显，缺乏特异性。病情发展可出现下腹坠胀、疼痛等不适症状；肿瘤增大明显、伴发腹水或出现转移时，腹围增大、腹胀明显，或患者自己可扪及腹部肿块而就医；少部分患者可表现为绝经后少量阴道流血；晚期时表现消瘦、贫血等恶病质现象。

妇科检查可扪及腹腔或盆腔肿块，实性或囊实性可能，表面高低不平，活动度差；阴道后穹窿常可触及盆腔内质硬结节；常伴腹水。腹股沟、腋下或左锁骨上触及肿大、质硬、固定的淋巴结。

二、科学预防，防患未然

老年女性是妇科三大恶性肿瘤——宫颈癌、子宫内膜癌及卵巢癌的高发人群，以卵巢癌的死亡率最高。必须提高警惕，做到恶性肿瘤的"三早"——早发现、早诊断、早治疗。

1. 科学筛查,及早发现

老年女性应定期进行妇科肿瘤的筛查,可每 3~5 年进行宫颈脱落细胞学联合 HPV 病毒的检查直至 65 岁,用于发现早期宫颈癌。定期进行盆腔 B 超的检查,发现子宫腔及盆腔的占位性病变。

2. 识别信号,高度警惕

老年女性出现接触性出血、绝经后阴道流血、异常白带,要及时到医院就诊,不论良性还是恶性疾病,早期诊断和治疗均可收到良好的疗效。

3. 积极治疗良性病变

宫颈癌具有较长的癌前病变期,一旦发现宫颈上皮内瘤样病变要积极治疗。积极治疗子宫内膜的增生过长和非典型增生。卵巢良性肿瘤一旦发现,要尽早手术治疗。

4. 合理膳食,适度锻炼

合理膳食,保障营养均衡,适量的运动愉悦身心,增强体质,增加机体对疾病的抵抗力。

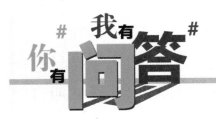

问题1：宫颈癌的高危因素有哪些？

答：①生物学的因素，如持续性的高危型HPV的感染有关，这是引起宫颈癌发生的最主要的病毒。还有其他一些病毒也会引发此病，如疱疹病毒Ⅱ型等。②和性行为有关的因素，如性生活过早、多个性伴侣或者性卫生习惯不良等。③吸烟、免疫功能低下的人群。④多孕、密产的女性。

问题2：高危型HPV阳性，一定会得宫颈癌吗？

答：HPV感染很常见，根据国外的资料，女性一生有80%遭遇到HPV感染的机会，但是大部分的女性在感染后8~10个月，病毒能自行清除。若同一亚型的HPV持续感染超过2年，称为持续性感染，这才是需要警惕的。所以高危型HPV阳性，不一定会得宫颈癌。发现HPV感染后，更为重要的是进行宫颈细胞学的筛查，了解宫颈是否已经发生了宫颈癌和癌前病变，决定下一步的处理。若仅是HPV检测结果呈阳性，但是宫颈细胞学正常，可以继续观察。

问题3：子宫内膜癌的高危因素有哪些？

答：子宫内膜癌有以下高危因素：①肥胖、高血压、糖尿病的女性；②无排卵性异常子宫出血、不孕者的女性；③绝经晚的女性；④子宫内膜非典型增生过长的女性；⑤多囊卵巢综合征、卵巢内分泌性肿瘤、长期单独使用雌激素类药物的女性;⑥有卵巢癌、结肠癌或乳腺癌的家族史等情况的女性。

问题 4:绝经后阴道出血一定是癌吗?

答:不一定。绝经后出血可能因老年性阴道炎、宫颈息肉、宫颈炎、黏膜下子宫肌瘤等常见妇科疾病引起,但也不排除宫颈癌、子宫内膜癌、卵巢癌等妇科恶性肿瘤等病因,所以一旦出现要引起高度重视。

问题 5:绝经后阴道出血该怎么办?

答:最好尽早到医院进行相关检查,由妇产科医生为您提供专业的诊治。妇科医生在详细了解病史并进行妇科检查后,有针对性地采取妇科 B 超、细胞学检查、分段诊刮等辅助检查以帮助尽快明确诊断,以便对因治疗。

▌学习感受留言板

从张女士的病例中,我们可以发现她对妇科疾病的相关知识缺乏,对肿瘤的高危信号无识别能力,从而延误了疾病的诊治。绝经后妇女不会再出现月经来潮的情况,绝经后出血是一个非常重要的"疾病信息",一定不能忽视,应认真寻找出血的原因。

学习感受留言板

（王运贤）

项目十三　老年人应急防护知识

情景再现

　　刘女士,56岁,在家吃饭时,一不小心一颗花生米呛入气道,瞬间诱发了一阵咳嗽,然后感到呼吸困难,烦躁不安。家人见状,着急万分,不知所措,也只能拨打120急救电话寻求救援。好在救护车及时赶到,急救人员帮刘女士取出气道异物,挽救了刘女士的生命。面对突发的意外,我们是否真的束手无策呢?

一、正确拨打 120 急救电话

　　120急救电话是生命热线,一旦发生紧急情况,迅速有效地拨打120能够使医疗救援更加快捷有效,那么如何正确拨打120急救电话呢? 请注意以下方面。

1.言语简练

　　简要清晰说明伤者病情及相关信息。在危急关头要尽可能地保持镇静,讲话清晰简练,以确保调度员能够听清你所表述的具体病情。一般等 120 先挂电话,自己再挂断电话,以保证对方对信息的记录清晰准确。

2. 报述位置清晰

正确地表述地址,包括所在的街道、门牌或周围明显的标志物,如商场、学校、银行、广场、公园等。必要时可在标志明显的路口或者建筑物等待 120 救护车的到来,并做好道路的引领。

3. 伤、病情描述要具体

简要地描述伤、病情如外伤、车祸伤、头痛、腹痛、恶心呕吐、昏迷、触电、火灾、溺水等,以便合理救援。说清什么地方、什么人、部位、什么伤情、什么症状及现场情况等信息。

4. 联系畅通

说清联系人的姓名、电话,确保手机为开机状态。

5. 等待救援

等待救护车时,不要盲目地把病人搀扶或者抬出来,以免加重病情或影响对病人的救治。

二、居家应知应会常用急救技能

1. 海姆立克急救法

海姆立克急救法用于呼吸道异物的排除,主要用于呼吸道完全堵塞或严重堵塞的患者。也用于抢救溺水患者,以排除其呼吸道的液体。

第一,施救者首先以前腿弓、后腿蹬的姿势站稳,然后让患者坐在自己弓起的大腿上,让其身体略前倾(也可都采用站立位操作)。第二,施救者双臂分别从患者两腋下前伸并环抱患者。左手握拳,右手从前方握住左手手腕,使左拳虎口贴在患者肚脐上方的上腹部中央,形成"合围"之势。第三,施救者突然用力收紧双臂,用左拳虎口向患者上腹部内上方猛烈施压,迫使其上腹部下陷。施压完毕后立即放松手臂,然后再重复操作,直到异物被排出。这样由于腹部下陷,腹腔内容上移,迫使膈肌上升而挤压肺及支气管,这样每次冲击可以为气道提供一定的气量,从而通过胸腔内压力的突发改变,将异物从气管内冲出。自救时可借助椅背,婴幼儿可采用背部拍击法,详见图13-1。

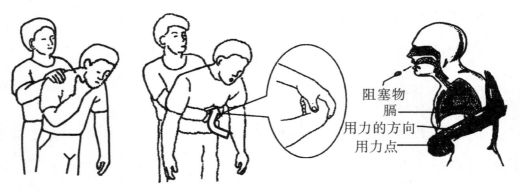

图13-1　海姆立克急救法操作示意图

2.其他常用应急救护技能

对于老年人群,居家可能出现的突发情况比较多,也比较复杂,在这只是介绍了部分常见的突发情况应急处理,还有很多应急救护技能未能完全列举,比如心肺复苏术、急救包扎术老年人群难以掌握,在此未作介绍。

（1）烧烫伤应急处理:烧伤或烫伤一旦发生,伤者应该将烫伤部位放在凉水中或者用凉水持续冲洗10分钟以上,这样可以缓解疼痛,减轻肿胀。如衣服和创面有粘连,不要强行脱拉衣服,应该将衣服剪开缓慢去掉。小范围局部创面可以使用牙膏或烧伤软膏涂抹,如创伤比较严重,应及时就医。

（2）创伤出血的应急处理:切割伤引起的出血,常见的比如手指,应该立即从手指根部两侧面捏住压迫止血。出血量比较大,可以从手腕部桡动脉搏动点来压迫动脉而止血。其他部位的创伤也可以采用就近压迫止血、无菌纱布覆盖创面包扎止血,创伤较大出血严重者及时就医。

如果鼻腔出血,可以让患者身体前倾,捏住鼻翼两侧,暂且用嘴呼吸。不要盲目地让患者头后仰,虽然这样看似正确,有可能会致使血液进入气道而引起气道阻塞,或者血液反流入胃引起呕吐。如果出血不止应及时拨打120急救电话或者寻求他人帮助。

（3）煤气中毒应急救护:应立即打开门窗通风(施救者进入煤气泄漏现场应用湿毛巾捂住口鼻),条件允许的话及时关闭阀门。迅速将伤者移到空气流通处,解开患者的衣扣或紧身衣物,畅通呼吸道。拨打120急救电话时尽量远离事发地点,现场禁忌点火和启用照明设备,防止火灾与爆炸。

（4）鱼刺卡喉:较小的鱼刺可能会随着吞咽自然滑下去,如果感觉咽喉刺痛,可用手电筒照亮咽喉,用筷子或者小勺轻压舌根,初步查看,如果无法看见或者不易取出者,应该及时去医院寻求治疗。其他气道异物可参考海姆立克急救法。

（5）触电应急救护：首先立即切断电源，将人体和带电物体分离。如果家用电器引起的触电可以拔掉插头，如果是接触其他电线而引起的触电，可以用绝缘物体（如干木棍、塑料棍）将电线挑开，切忌盲目徒手去拉拖脱患者。

（6）突发心脏病应急救护：首先要保持安静，及时拨打急救电话。安抚病人，使其精神稳定下来，保持室内空气流通，温度适当。疼痛持续时间比较长者，可能是心肌梗死的突发心脏病，密切注视生命征候情况的同时叫救护车。解松患者领带、皮带、纽扣等，让患者保持半坐位或感到最舒服的体位，保持绝对安静，使用含硝酸甘油或速效救心丸等急救药物。

（7）晕厥应急救护：立即解开衣领、皮带或其他的紧身衣物，让患者采用头高脚低位仰卧休息，保持安静。可用拇指或食指按压患者合谷穴（手掌虎口处），或者用手指按压或者针刺人中穴。

（8）急性脚扭伤的应急救护：急性脚扭伤之后立即停止患脚的站立、行走等活动，抬高患肢并局部冰敷，能够促进血管收缩凝血，减少渗出，利于消肿。局部可以使用云南白药气雾剂、双氯芬酸钠气雾剂等外用药物，必要时及时就医。若局部疼痛剧烈或24小时以后任有明显肿胀，需要拍X线片以排除骨折等，在医生的指导下进一步治疗。

三、居家急救的注意事项

1.忌自作主张乱处理

有一些农药中毒（如敌敌畏、敌百虫），禁用热水和酒精擦洗；对于小而深的伤口，切忌草率包扎过紧，以免引起破伤风；腹痛者忌盲目进食或饮水,患者有可能为消化道穿孔或者胰腺炎,饮食反而会加重病情。

2. 忌滥用药物

不少家庭都有一些自备药物,但是药物放置时间过久或者自我对药物使用的禁忌辨别不够或对病情分析不足,盲目使用可能适得其反。比如疼痛患者盲目使用镇痛剂,有可能会掩盖病情而延误治疗。

3. 忌舍近求远

抢救病人时,时间就是生命,应该就近送医,特别是危重病人。不要盲目相信所谓的大医院或者相信某一家医院,而延误了就近治疗的最佳时期。

4. 忌随意搬动

对于外伤患者,在不明伤情的时候,切勿随意搬动患者或者猛推猛摇病人。宁可原地救治,切勿随意搬动,特别是骨折、脑出血、颅脑外伤、突发心梗的病人,盲目搬动可能会加重病情。

居家自救或者急救都是为进一步的医疗救治争取时间,不管我们是否会现场的简单救护,都不要忘了及时拨打急救电话,寻求更专业的医疗救援。

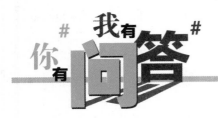

问题 1：如果突发情况自己已经处理了，还需要拨打 120 急救电话吗？

答：需要，虽然有些情况我们可以处理，但是不一定规范，对病情认知不一定准确，为了安全起见及时拨打 120 急救电话还是有必要的。

问题 2：脚扭伤后出现肿胀是热敷好还是冷敷好？

答：急性脚扭伤后局部会出现肿胀，是因为局部软组织损伤引起出血、渗出而引起。伤后 24 小时内局部及时冷敷（常用冰袋）能够有效地减轻局部的肿胀，减少出血，缓解疼痛。24 小时以后适当的热敷（热水袋注意防止烫伤）能够有效地促进局部的血液循环，能够促进损伤软组织的恢复。关于创伤后冷敷与热敷的时间并不是绝对的，应该结合损伤的程度及局部反应而适当调整。

问题 3：闪腰岔气是怎么回事？

答：闪腰岔气也叫急性腰扭伤，当腰部受力（搬重物、弯腰、扭转等动作）时，腰部肌肉和筋膜由于受力过大或受力不均匀而出现拉伤、撕裂、出血等损伤。表现为腰部两侧肌肉疼痛，咳嗽、打喷嚏时会加重，疼痛点固定，活动时加剧。还可伴有小关节紊乱、错位，疼痛剧烈，活动完全受限，应及时就医。

学习感受留言板

　　在生活中,我们希望每一个人都是平平安安的,但是总会有一些意外的发生,面对突发的情况我们该如何面对呢? 像刘女士遇到的危急情况,除了及时拨打 120 急救电话,其实我们也应该懂得一些日常生活中常用的应急救护技能,以备急需时使用。不管突发情况发生在家人还是自己身上,我们合理使用一些急救技能,为进一步医疗救援争取时间是非常必要的。关于居家应急救护您还有哪些需要交流的,不妨记录下来与大家共勉吧!

<table>
<tr><td align="center">学习感受留言板</td></tr>
<tr><td>

</td></tr>
</table>

(侯　萍)

项目十四　膳食营养与老年人健康

新中国成立以来，尤其是改革开放四十多年来，人民生活水平得到了极大提高，中国人民实现了从"站起来"到"富起来"，我们强大的祖国也逐渐"强起来"，屹立在世界的东方。百姓的饮食也从"吃得饱"转向了"吃得好"，人们更多的关注点是"健康养生"。与此同时，也出现了另一个方面的问题，肥胖、高脂血症、高血压病、糖尿病等与不合理膳食有关的慢性病与日俱增，困扰着许多人，如何能够吃得好，吃得营养，又不长胖，维持身体的健康，是当今的热门话题。下面我们就一起来学习膳食营养与健康，尤其是老年人如何做好膳食平衡，维护身体健康的相关知识。

任务一　膳食营养素常识

随着农林牧渔业的大力发展，我国居民的"菜篮子"得到了极大的丰富，加上网络购物的兴起和四通八达的物流，全国各地，甚至是海外的生鲜食品，也能迅捷地摆上我们的餐桌。要想合理地利用多种食材,制作搭配合理的膳食,获取人体生长发育和维持健康的各类营养元素,就需要了解人体所需的营养元素的特点。

人体所需的营养元素主要分为七大类:分别是碳水化合物(糖类)、蛋白质、脂类、核酸、维生素、矿物质和水。下面介绍其中五种营养元素。

一、碳水化合物

碳水化合物又称糖类,分为多糖(如淀粉、糖原、膳食纤维等)、双糖(如蔗糖、麦芽糖、乳糖等)和单糖(如葡萄糖、果糖、半乳糖等)三大类。除膳食纤维外,各种糖类经摄入、消化后,以葡萄糖的形式吸收后在体内氧化产生热能,供全身组织器官利用,因此,碳水化合物是膳食中最主要的热量来源。

碳水化合物主要存在于植物性食品中,如大米、小麦、玉米、薯类及多种杂粮,也就是通常所说的主食中。膳食纤维的主要来源是蔬菜和水果,人体没有消化它的酶,因此膳食纤维不能被人体吸收,但它可促进肠道蠕动,加快粪便形成与排出,也是饮食中必不可少的。

二、蛋白质

蛋白质是人体运行各种生命活动的重要物质,约占人体固体成分的45%,占细胞干重的70%以上。蛋白质分布广泛,人体几乎所有的组织器官均含有蛋白质。蛋白质主要有三个方面的作用:

第一,是构成结缔组织和骨骼的基质,维持组织细胞的形态;第二,参与体内多种重要的生理活动,如肌肉收缩、酶的活动、某些激素的调节、物质代谢的调控、基因表达和调控等;第三,血浆中的白蛋白,是维持血浆胶体渗透压的重要成分;第四,蛋白质也能供给人体一部分热能。

人体内蛋白质处于不断地分解、重建及修复中,每天约有全身总量3%的蛋白质新陈代谢,因此,人体必须摄入足量的蛋白质。蛋白质主要来源于动物性食品,如瘦肉、鱼虾、禽蛋类和乳类,豆类食品蛋白质含量也较高。

构成蛋白质的基本单位是氨基酸,氨基酸的种类、含量及比例分配与人体蛋白质越相近的食品,营养价值就越高,动物性蛋白的营养价值高,如鸡蛋蛋白。有些氨基酸是人体自身可以合成的,称为非必需氨基酸,还有一些氨基酸不能被人体合成,称为必需氨基酸。如大豆等植物性食品的蛋白质含量虽然也较高,但缺乏某些必需氨基酸,因此,有些人认为,吃素更健康,是没有科学依据的,饮食中荤素搭配才能获取全面的营养。

三 脂类

脂类包括脂肪及类脂两大类,也是人体营养的重要组成成分。

脂肪是脂肪酸和甘油的化合物,常温下固态的叫脂,液态的叫油。脂肪酸分饱和脂肪酸和不饱和脂肪酸两种类型。不饱和脂肪酸人体不能合成,必须通过食物摄入,故称"必需脂肪酸"。脂肪大部分储存于脂肪组织中,占正常人体重的 10%～20%,肥胖者可达 30%以上。因为脂肪受营养状况和活动情况的影响而变化较大,故称为动脂。

类脂包括磷脂、糖脂、胆固醇、脂蛋白等,约占总脂量的 5%,是细胞的基本成分,在体内相当稳定,不容易受营养状况和机体活动的影响,故又称为定脂。

脂类对维持细胞结构和功能具有重要的作用:①提供和储存热能,其所含热量比蛋白质和糖类高一倍;②是构成脑组织、神经细胞的重要成分,维持皮肤、血管等的健康;③提供脂溶性维生素;④改善食物的色、香、味以增进食欲,延长食物在胃里的时间,增加饱腹感。

脂肪主要的食物来源为各种动物油、植物油、肥肉、蛋黄酱及各种坚果等。

四、无机盐

无机盐也就是矿物质,仅占人体体重的 4%,但功能很多。现在已知人体所必需的无机盐有 20 多种,其中钙、钠、钾、镁、磷、硫含量较多,人体每日需求量大于 100 毫克,称为常量元素,人体中铁、碘、锌等元素含量较少,人体每日需求量通常小于 100 毫克,称为微量元素。

无机盐在维系健康与活力方面确是举足轻重的,但人体无法合成,必须从食物中摄取,多数情况下,我国居民膳食中的磷、硫等不易缺乏,较易缺乏的是钙、铁、锌等,要在饮食中给予特别补充。

1. 钙

钙是构成人体骨骼、牙齿的重要元素,参与骨骼肌、心肌、平滑肌的收缩,维持神经系统正常反应,血液凝固也必不可少,还与许多酶反应有关。我国居民每天对钙的需求很大,成年男女约为600毫克,生长发育期儿童,每千克体重的需钙量是成人的2倍以上,老年人需求量也较大,每日为1000~1200毫克。缺乏钙会导致骨质疏松、肌肉痉挛,经前期紧张及痛经补钙后会得到一定缓解,睡前饮用牛奶可帮助睡眠。

钙的有效吸收依赖于维生素D,补钙时应同时补充维生素D。阳光中的紫外线可促进维生素D的转化,适度晒太阳有助于钙的吸收。奶和奶制品是食物中钙的最好来源,不但含量丰富,而且吸收率高。叶类蔬菜、豆类、虾皮、海带和发菜等含钙也较丰富。需求量大的人群还需服用适量的钙剂补充身体所需。

2. 电解质——钠、钾

钠、钾离子在水中导电,故称为电解质,主要维持体内血液、体液之酸碱平衡、水盐平衡及渗透压的稳定,维持正常生长。

钠在人体中的代谢特点是"多吃多排、少吃少排、不吃不排",因此,人体一般不会出现低钠,但过度使用强效利尿剂、大量出汗时没有及时摄入钠,才有可能引起低钠,表现为倦怠、眩晕、恶心、食欲不振、心率加速、脉搏细弱、血压下降、肌肉痉挛,严重缺乏时可发生虚脱、昏迷。长期高盐饮食是导致高血压的"罪魁祸首"之一,成年人食盐每日合理摄入量应为 5g 以内,约为一啤酒瓶盖的量。

钾缺乏时人会感觉倦怠、嗜睡、肌肉无力,严重缺乏时发生麻痹、心律失常和代谢性碱中毒。细胞内钾的含量低时,血糖会降低,可出现疲倦、急躁、思维混乱。吃含钾高的食物可以缓解低血糖症状。

钠、钾食物来源有调味料、酱油、沙拉酱、食盐、水果、果汁、腌渍食品、豆类、蔬菜等。成人每日合理摄入钾的量约为 2 克。

3. 铁

铁是人体内含量最多的微量元素,除了是构成人体血红蛋白、肌红蛋白的重要元素外,还是一些代谢酶的重要组成成分。成年男性及绝经期后的妇女每日约需要铁 1 毫克,经期妇女每日需要铁 1.5~2 毫克,孕妇每日需要铁 3~4 毫克。缺铁性贫血即小细胞低色素性贫血,成年男性较少发生。缺铁的原因一方面是铁摄入不足,如长期节食、偏食、素食导致营养不良;另一方面是丢失过多,如孕妇、哺乳妇、生长期儿童,长期慢性失血(如月经过多、慢性消化性溃疡等)也可致缺铁。缺铁性贫血影响免疫功能、消化吸收功能和肌肉运动功能,还会引起口角炎,口腔黏膜溃烂、舌炎和指(趾)甲改变等,小儿还会影响智力发育。有研究表明,缺铁还可导致耳蜗血管萎缩和螺旋神经节退化,损伤听神经细胞,从而引起耳聋。

含铁量高的食物有动物肝脏及血制品、鸡蛋、豆类、绿叶蔬菜、小麦面包等。

4. 锌

锌在人体内的含量仅次于铁,成人每日需锌15~20毫克。锌是许多酶的组成成分,是重要的免疫调节剂,有抗氧化、抗细胞衰老和抗炎症作用,锌还是生长辅助因子,参与皮肤、毛发、指甲以及口腔黏膜等细胞的修复。锌缺乏可引起皮肤炎、伤口愈合缓慢、脱发、神经精神障碍。儿童可出现发育不良、睾丸萎缩。

锌的主要食物来源是动物性食品,海产品含锌丰富,奶、蛋、豆类、坚果、麦胚等含锌也较丰富,蔬菜、水果中含量较少。

5. 碘

碘是甲状腺激素的组成成分,成人体内含碘30~50毫克,其中约30%集中在甲状腺内。成人每日需碘100~300毫克。碘的主要作用是参与甲状腺激素的合成。缺碘可引起地方性甲状腺肿,严重可致发育停滞、痴呆,如胎儿期缺碘可致呆小病,碘也不可过多,否则可致高碘性甲状腺肿,表现为甲状腺功能亢进及一些中毒症状。碘还有抗氧化作用,对预防癌症有利。

碘在海产品如海带中含量丰富。我国幅员辽阔,地域差别大,如内陆地区多数缺碘,而沿海地区居民多食用海产品,则不易缺碘,补充碘盐适合于碘缺乏地区居民。

6. 其他无机盐

人体内还有硒、氟、铜、钴、锰微量元素,适量摄入有益健康。

硒有维持人体正常的生理功能,促进生长发育,预防高血压、心肌梗死、糖尿病等作用,还有增强性功能、防癌等功效,瘦肉、动物内脏(肝、肾)、柿子、蒜、海产品、葱等含硒量较多,粮谷类食品因地区土壤中含硒量不同而差异较大。

氟的主要作用是促进牙齿、骨骼的强健。低氟会引起骨质疏松,牙釉质受损,高氟也会引发"氟斑牙"、骨质脱钙等。一般食物中含氟量较少,正常情况下,从饮水中摄入一定量的氟即可满足人体的需要。

铜在人体内的含量微乎其微,但功能复杂,参与体内的多种代谢反应。铜主要分布在人眼组织中,铜代谢障碍还会影响眼肌和晶状体等组织,引起眼疾病,缺铜还可引起冠心病。铜在豆类、硬壳果类、肉类、海产品中含量较高。

钴作为维生素 B_{12} 的必需组成部分,是形成人体红细胞必不可少的物质。人体缺钴时,肠道细菌无法合成维生素 B_{12},可导致巨幼红细胞性贫血,表现为头昏、食欲不振、皮肤苍白、口和咽部炎症及骨髓退行性病变。

五、维生素

人体对维生素的需求量虽然不大,但却是必不可少的。维生素具有许多生理功能,参与多种生化反应,如碳水化合物、蛋白质的转化等。人体如果长期缺乏任何一种维生素,都会影响健康甚至危及生命。人体必需的维生素有 13 种,常用维生素的成人每日需要量、作用、食物来源及注意事项见表 14-1。

表 14-1　维生素的成人每日需要量、作用、食物来源及注意事项

名称	成人每日需要量	作用	食物来源	注意事项
维生素 A（又称视黄醇）	约 80 微克	维持上皮组织健康和视觉正常	动物肝脏、蛋黄、胡萝卜、油菜、番茄等	每日摄取量超过 3 毫克有导致骨质疏松的危险
维生素 B_1	约 2 毫克	增进食欲、维持神经的正常活动，长期缺乏易患脚气病	谷类、豆类、干果、动物内脏、瘦肉、蛋类、芹菜叶、莴笋叶等	高强度脑力劳动和体力劳动者，应适当加量补充
维生素 B_2	2~4 毫克	与机体热量代谢相关，还可促进生长发育	动物内脏、鳝鱼、蛋奶、蘑菇、豆类、绿叶蔬菜等	
维生素 B_6	1.5~2 毫克	抑制呕吐、促进发育	鸡肉和鱼肉等白色肉类含量最高，其次是动物肝脏、豆类和蛋黄、水果和蔬菜	日服超过 100 毫克，会对大脑、神经造成损害
维生素 B_{12}	1~3 微克	唯一含金属的维生素，促进红细胞的发育成熟	动物内脏、奶、肉、蛋、海鱼、虾等	
维生素 C（抗坏血酸）	50~100 毫克	参与氧化还原作用，保护维生素 A、维生素 E 及脂肪酸不受氧化，促进铁的吸收和利用	新鲜的蔬菜、水果	摄取量过多，可导致腹泻、肾结石等

续表 14-1

名称	成人每日需要量	作用	食物来源	注意事项
维生素 D	5 微克左右（儿童、老年人、孕妇需要 10 微克）	可调节体内的钙、磷代谢,促进骨骼钙化和牙齿健全	日光浴是获得它的最好办法,动物肝脏、鱼肝油、蛋、奶,还有干青菜中含量也丰富	摄入过多,可引起中毒,出现恶心、头痛、呕吐、腹泻等不适
维生素 E	约 10 毫克,儿童为 3~8 毫克,孕妇、乳母及老年人为 12 毫克	具有抗氧化的作用,可以延缓衰老、提高免疫力、改善冠状动脉循环	主要存在于植物油中,大豆、肉、奶、绿色蔬菜中也含量丰富	摄取过多,会出现恶心头痛、肌肉萎缩等症状
烟酸（维生素 B₃）	12~21 毫克	帮助人体利用碳水化合物、脂肪和蛋白质产生能量	动物内脏、蔬菜、谷类食物中含量丰富,但经过加工后含量降低	缺氧条件下,需求量增加
叶酸	约 400 微克	可促进红细胞成熟,是细胞生长繁殖所必需的维生素	绿叶蔬菜、动物肝脏	

任务二 一般人群的膳食营养要点

情景再现

张大妈和李阿姨在小区公园聊天,说起每天早上一家人的早餐。张大妈说:"我起得很早,不怕麻烦,每天早上煮稀饭、馏馒头,再炒个菜。"李阿姨说:"您这吃法啊,不少费事,但是缺营养啊,现在啥都不缺,咱们也老了,得吃点儿好的,小区门外每天傍晚有养殖户把羊牵来,我去看着他现挤的羊奶,绝对掺不了假,早上煮开,煎两个鸡蛋,再吃个馒头、油条的,这生活,哈哈,真得劲!"

针对两位阿姨的对话,您有什么好的看法?

2022年4月26日,中国营养学会正式发布《中国居民膳食指南(2022)》,是紧密结合我国居民膳食消费和营养健康状况的实际情况制订的,由一般人群膳食指南、特定人群膳食指南、平衡膳食模式和膳食指南三个部分组成。同时推出了中国居民平衡膳食宝塔(2022)(图14-1)、中国居民平衡膳食餐盘(2022)(图14-2)和儿童平衡膳食算盘等三个可视化图形,指导居民在日常生活中进行具体实践。

我们按照《中国居民膳食指南(2022)》这一推荐的膳食指南来吃好一日三餐,是科学的。下面,我们来具体学习一下,如何合理搭配膳食。

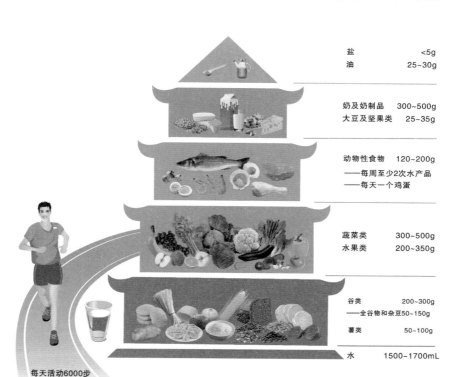

图 14-1　中国居民平衡膳食宝塔(2022)

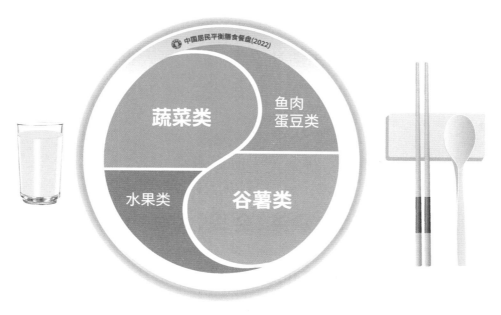

图 14-2　中国居民平衡膳食餐盘(2022)

一、食物多样,合理搭配

(1)坚持谷类为主的平衡膳食模式。

(2)每天的膳食应包括谷薯类、蔬菜水果、畜禽鱼蛋奶和豆类食物。

(3)平均每天摄入12种以上食物,每周25种以上,合理搭配。

(4)每天摄入谷类食物200~300g,其中应包含全谷物和杂豆类50~150g,薯类50~100g。

二、吃动平衡,健康体重

(1)各年龄段人群都应天天进行身体活动,保持健康体重。

(2)食不过量,保持能量平衡。

(3)坚持日常身体活动,每周至少进行5天中等强度身体活动,累计150分钟以上;主动身体活动最好每天步行6000步。

(4)鼓励适当进行高强度有氧运动,加强抗阻运动,每周2~3天。

(5)减少久坐时间,每坐1小时起来动一动。

三、多吃蔬果、奶类、全谷、大豆

(1)蔬菜水果、全谷物和奶制品是平衡膳食的重要组成部分。

(2)餐餐有蔬菜,保证每天摄入不少于300g的新鲜蔬菜,深色蔬菜应占1/2。

（3）天天吃水果,保证每天摄入 200~350g 的新鲜水果,果汁不能代替鲜果。

（4）吃各种各样的奶制品,摄入量相当于每天 300mL 以上液态奶。

（5）经常吃全谷物、大豆制品,适量吃坚果。

四、适量吃鱼、禽、蛋、瘦肉

（1）鱼、禽、蛋类和瘦肉摄入要适量,平均每天 120~200g。

（2）每周最好吃鱼 2 次或 300~500g,蛋类 300~350g,畜禽肉 300~500g。

（3）少吃深加工肉制品。

（4）鸡蛋营养丰富,吃鸡蛋不弃蛋黄。

（5）优先选择鱼,少吃肥肉、烟熏和腌制肉制品。

五、少盐少油,控糖限酒

（1）培养清淡饮食习惯,少吃高盐和油炸食品。成年人每天摄入食盐不超过 5g,烹调油 25~30g。

（2）控制添加糖的摄入量,每天不超过 50g,最好控制在 25g 以下。

（3）反式脂肪酸每天摄入量不超过 2g。

（4）不喝或少喝含糖饮料。

（5）儿童青少年、孕妇、乳母以及慢性病患者不应饮酒。成年人如饮酒,一天饮用的酒精量不超过 15g。

六、规律进餐,足量饮水

(1)合理安排一日三餐,定时定量,不漏餐,每天吃早餐。

(2)规律进餐、饮食适度,不暴饮暴食、不偏食挑食、不过度节食。

(3)足量饮水,少量多次。在温和气候条件下,低身体活动水平成年男性每天喝水1700mL,成年女性每天喝水1500mL。

(4)推荐喝白水或茶水,少喝或不喝含糖饮料,不用饮料代替白水。

七、会烹会选,会看标签

(1)在生命的各个阶段都应做好健康膳食规划。

(2)认识食物,选择新鲜的、营养素密度高的食物。

(3)学会阅读食品标签,合理选择预包装食品。

(4)学习烹饪、传承传统饮食,享受食物天然美味。

(5)在外就餐,不忘适量与平衡。

八、公筷分餐,杜绝浪费

(1)选择新鲜卫生的食物,不食用野生动物。

(2)食物制备生熟分开,熟食二次加热要热透。

(3)讲究卫生.从分餐公筷做起。

(4)珍惜食物,按需备餐,提倡分餐不浪费。

（5）做可持续食物系统发展的践行者。

讲到这，对于本节一开始两位阿姨的对话内容，您一定会有了自己的判断了吧？是的，他们的早餐都不够全面，为了健康，让我们一起传承优良文化，兴饮食文明新风，多回家吃饭，合理搭配一日三餐，吃出健康，享受食物和亲情。

任务三　老年人膳食营养要点

与青年和中年时期相比，老年人身体功能很可能会出现不同程度的衰退，这些变化可明显影响老年人对食物的摄取、消化和吸收能力，使得老年人营养缺乏和发生慢性非传染性疾病的风险增加。《中国老年人膳食指南（2022）》分别为65～79岁的一般老年人、80岁及以上的高龄老年人做出了膳食指导，主要内容如下。

一、一般老年人膳食指南

一般老年人的膳食核心主要包括以下几部分。

1. 食物品种丰富，动物性食物充足，常吃大豆制品

我国居民膳食结构以植物性食物为主，优质蛋白含量较少，特别是老年人需注意肉、鱼、蛋、奶及豆类食物的摄入，以预防营养缺乏。为了预防营养不足，可在医生或营养师指导下，合理补充营养剂，以补充维生素类及矿物质为主。其中，补钙较为重要，特别是老年女性，每日补钙2000mg者，可明显降低骨折的发生率。生活

中,可以根据自身的饮食习惯和膳食结构,选择强化维生素 D 的奶粉、强化钙的麦片等。

2. 鼓励共同进餐,保持良好食欲,享受食物美味

随着社会经济的发展,多成员的大家庭模式在逐步解体,许多的老年人成为"空巢老人"独自生活。不少独居老年人每日饭菜变得极为简单,甚至封闭炉灶,只靠买些简单的熟食度日,这种状况无疑会影响老年人的营养健康状况。

一方面,老年人应调整好自己的心理和情绪,以家为乐,摒弃闭门不出的生活习惯,尽量多外出、多交际,多参与群体活动、社会公益活动。尽可能自己购买和烹调食物,通过变换烹饪方法和食物的花色品种,烹制自己喜爱的食物,提升进食的乐趣,多同自己的家人或亲戚朋友相伴进餐,享受家庭喜悦和亲情快乐。独居孤寡老年人,建议到老人食堂、敬老餐桌等助餐、用餐地点与同伴一起进餐。

另一方面,家庭和社会应从各个方面来保证老年人的饮食质量、进食环境和进食情绪,使其得到丰富的食物,保证其摄入充足的各种营养素,以促进老年人身心健康,减少疾病,提高生活质量,平顺度过衰老过程。

牙齿好、胃口才好,健康的牙齿是保障食物摄入的重要条件,老年人要积极预防牙质疏松,及时安装义齿或种植牙,尽力维持正常的咀嚼功能,享受食物的美味。世界卫生组织(WHO)提出口腔健康目标"8020",即 80 岁老年人至少有 20 颗能够正常咀嚼食物

的牙齿。推荐老年朋友们学会正确的刷牙方法,如巴斯刷牙法(图14-3)。

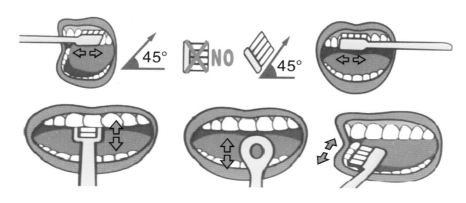

图 14-3　巴斯刷牙法操作要点

图注:取适量牙膏放于牙刷上,牙膏先不要沾水,将刷毛放在牙齿颈部,使牙刷的刷毛与牙齿长轴成45°角,轻轻加压,使部分刷毛进入相邻两颗牙的间隙,两然后短距离的水平颤动,幅度不超过2mm。

按顺序刷牙,从一侧到另一侧,里外面都要刷到、两三颗牙齿为一组,一组一组地刷,不遗漏任何一颗牙齿,每一组水平颤动5~10次后,再将整个牙面拂刷,上面的牙齿从上向下拂刷,下面的牙齿从下向上拂刷,这样就将颈部牙面以及牙间隙里的渣滓刷出。再换下一组,与上组牙齿间有重叠,不遗漏。

上、下前牙的内面,需要将牙刷竖起来,将刷头尾段或前端的刷毛放于牙齿的颈部,轻轻加压上下方向振动刷毛5~10次后,再沿牙面拂刷。同样,下面的牙齿从下到上,上面的牙齿从上到下,这样整个牙面都顾及。后牙的咬合面凹凸不平,有很多沟脊,容易残留食物残渣,也是短距离水平颤动,直接将刷毛整体垂直于放在咬合面上。

刷牙要坚持"三个三",即一天刷 3 次、每次 3 分钟、每次刷 3 遍。坚持饭后漱口的习惯,保持口腔健康。对有吞咽障碍的老年人,选择软食、半流质或糊状食物,液体食物应增稠。

3. 积极户外活动,延缓肌肉衰减,保持适宜体重

户外活动能够更好地接受紫外线照射,有利于体内维生素 D 的合成,延缓骨质疏松和肌肉减少的发展。建议老年人每周至少有 5 天进行安全的、中等强度运动,每周活动时间累计 150 分钟以上。运动较少的老年人也宜坚持日常的身体活动,尽量减少久坐时间,平均每天主动身体活动相当于步行 6000 步,最好达到 10 000 步。

老年人的运动原则是安全、全面、自然、适度、顺应。避免做危险动作,运动强度要量力而行,以轻微出汗、自我感觉舒适为度。数心率是最为简便、客观的判断方法。可以以(170-年龄)作为运动的目标心率,例如,70 岁老年人运动后为心率 = 170-70 = 100 次/分钟,运动强度就恰到好处。也可以用(220-年龄)作为最高的心率(次/分钟),例如,70 岁老年人运动后心率最高为 220-70 = 150(次/分钟)。不主张老年人活动后大汗淋漓,要避免运动损伤和过度疲劳。

饮水不足会对机体健康产生严重损害。老年人对口渴不敏感,应主动饮水。以温热的白开水为主,少喝浓茶或饮料。每天饮水量不应少于 1200mL,男性约 1700mL,女性约 1500mL。提倡多次少量饮水,每次 50~100mL,晨起、睡前 1~2 小时各饮一杯水。

肌肉是身体健康的基础,老年人随着年龄的增长,骨骼肌量会逐渐减少,肌肉力量、肌肉功能也会随之减退,老年人会变得虚弱、失能、生活质量下降、容易跌倒,增加死亡风险等。还会增加罹患关节

炎、骨质疏松症的危险。因此,通过营养与运动结合的方式,延缓肌肉的衰减对维持老年人活动能力和健康状况极为重要,主要方法有:①保障鱼、肉、蛋、奶的摄入,为身体提供优质蛋白质,推荐老年人蛋白质的摄入量为平均每日每千克体重 1.0~1.5 克;②多吃海鱼、海藻等富含多不饱和脂肪酸的食物;③增加户外活动时间,多晒太阳;④多吃深色蔬菜、水果以及豆类等富含抗氧化营养素的食物,如果摄入不足,可适当补充营养素补充剂;⑤进行举哑铃、拉弹力带等抗阻运动,20~30 分钟/次,每周≥3 天,增加日常身体活动量,减少静坐或静卧。⑥蛋白质的摄入宜均匀分配至三餐。每餐应有优质蛋白质。

前文讲述过体重指数(BMI),老年人的正常值是 21.0~26.9。对照 BMI 值,对于消瘦老年人,可增加餐次,适当增加能量高的坚果、含糖量高的水果、奶片等零食。对于肥胖老年人,要在保障蛋白质摄入的前提下,减少总能量的摄入。通常,超重者摄入正常人能量的 70%~80% 即可,肥胖者则应控制至正常人能量的 50%~70%,严格控制高能量零食,每餐吃七八分饱即可,还应该坚持少吃多动。

4.定期健康体检,测评营养状况,预防营养缺乏

老年人应该关注自身健康,通过多种正规渠道学习一些健康管理知识,进行科学的健康养生。国家基本公共卫生服务规范中的老年人健康服务项目中,对老年人有专项的健康体检项目,是做好健康管理的重要途径,有利于及早发现身体的健康问题,这也是我国的一项惠民政策。老年人应该根据本人的身体状况,每年到规范的医疗机构进行 1~2 次体检。

老年朋友们还应经常进行营养状况自我测评,关注体重变化,尽量使体重保持在健康水平。如果在短期内发生较大的变化,应及时查找原因,并接受专业的医学营养专业人员指导,科学精细调理膳食,以维持身体的健康。

二、高龄老年人膳食要点

能吃会吃的老人,才能提高免疫力,经得起"折腾"。每餐品种多样,食量适宜,不过饱,适当增加每日餐次。改进烹调方法,制作细软、易于消化的食物,具体方法有:①煮软烧烂,如制成软饭、稠粥、细软的面食等;②尽量选择鲜嫩蔬菜,食物切小切碎,肉类食物制成肉丝、肉片、肉糜肉丸,鱼虾类做成鱼片鱼丸、鱼羹虾仁等,烹调时间延长一些,使食物容易咀嚼和消化;③坚果、杂粮等碾碎成粉末或细小颗粒食用,如芝麻粉、核桃粉、玉米粉等;④选择含果胶和水分较多的新鲜水果,如草莓、猕猴桃、香蕉、桃子等香甜可口、质地细软,还有利于润肠通便,防治便秘。质地较硬的水果或蔬菜可粉碎、榨汁或煮软食用;⑤多采用炖、煮、蒸、烩、焖烧等烹调方法,少吃煎炸、熏烤和生硬的食物。

高龄老年人还应关注体重的丢失,定期进行营养状况测评,适当合理补充营养,预防营养不良。还应根据身体条件坚持运动,减少静坐躺卧,要经常做一些阅读、下棋、弹琴、玩游戏等益智活动,以减少大脑萎缩,防止认知功能衰退。

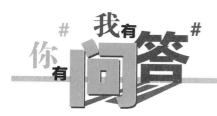

问题 1：吴先生今年 62 岁，空腹血糖值一直在 10~20，住院一周回家后，给老伴说，我以后尽量不吃碳水化合物和脂肪了，我只吃肉类、豆类和蔬菜。他这种说法对吗？

答：这种说法是不正确的，碳水化合物应该是供给人体能量的主体，脂肪也是人体必需的营养成分，糖尿病病人须控制碳水化合物和脂肪的摄入，但不能完全从膳食中剔除。

问题 2：热牛奶对安眠有益处，这种说法对吧？

答：这种说法是正确的。牛奶中含有丰富的钙，钙对神经的传导有帮助作用，对人体有安慰和镇定作用。轻微缺钙时是不易觉察的，但当它真正缺乏时，会使我们的神经紧张，身体疲劳，脾气急躁，工作无效率。缺钙时会引起难以松弛的失眠症，睡前喝杯热牛奶对安眠有益处。但是，因极度缺钙而造成的失眠，只喝杯热牛奶是不够的，睡前补充钙制剂，效果会更好些。

问题 3：鸡蛋一天吃多少合适？吃蛋白好，还是蛋黄好？

答：有些人认为吃鸡蛋会引起胆固醇增高，导致或加重动脉粥样硬化、冠心病，于是产生了畏惧心理，不敢吃鸡蛋；有些人认为胆固醇增高与蛋黄有关，只吃蛋白，不吃蛋黄；也有一些人认为鸡蛋是最好、最全面的营养品，一天吃 5~6 个，甚至十几个。

这些做法都是不正确的。首先，蛋黄中含有几乎所有的维生素、微量元素以及胆碱、卵磷脂等，其营养价值远高于蛋白，吃鸡蛋而不吃蛋黄,是错误的。其次,胆固醇对正常人体不但不是有害的物质,还是人体不可缺少的重要物质。身体有动态调节的能力,即摄入的胆固醇多,体内合成的数量就会减少。血胆固醇代谢正常人,如每天吃 2 个鸡蛋,其血液中胆固醇最多增加 2 毫克,这一微小的量是不会造成动脉粥样硬化的,而鸡蛋中的其他营养成分,却会给人体带来更多好处,因此不必害怕吃鸡蛋。当然,吃过多的鸡蛋也不好,一是浪费优质蛋白质,二是过多的蛋白质分解产物会增加肝、肾负担,对身体也不利。

一般来说,儿童和老年人每天吃 1 个、成年人每天吃 1~2 个鸡蛋比较适宜。不过,对于肥胖、高脂血症患者等人群而言,应该少吃蛋黄,可以 2~3 天吃 1 个,同时,还要减少动物内脏等其他高胆固醇食物的摄入。

▌学习感受留言板

通过以上的学习,您知道了膳食营养素的常识,了解了碳水化合物、蛋白质、脂肪、无机盐及维生素对人体的作用;我们还学习了成年人及老年人膳食营养要点,知道了只有食物多样、搭配合理,才能摄取全面的营养,保障健康。通过学习,您在今后的生活中,如何合理安排您的膳食,吃出健康呢?请您写一写您的学习心得。

学习感受留言板

（刘润秋）

项目十五 老年实用中医养生与保健常识

任务一 老年中医养生小知识

▌情景再现

王女士,68岁,患冠心病多年。一次看电视讲座得知喝绿豆汤可以治疗肺癌、糖尿病、心脑血管疾病等数十种疑难病症。王女士对绿豆汤的保健作用深信不疑,不管春夏秋冬,每天喝几碗绿豆汤。2年后,王女士出现腹泻、腹痛等症状,到中医院求诊。经过详细询问和仔细检查,大夫告诉她,经常喝绿豆汤引起脾胃虚弱是导致她腹泻、腹痛的真正原因。

一、中医养生保健的定义与现状

中医养生保健,是指在中医理论指导下,通过多种方法达到增强体质、预防疾病、延年益寿目的的保健活动。随着人口老龄化的加剧,老年人年龄的增长和健康需要的逐渐增加,做好老年人的保健工作,为老年人提供满意的医疗保健服务,已成为我国当前刻不容缓的任务。世界卫生组织在1983年将人口老龄化研究纳入全球老年保健纲要,1993年7月第十五届国际老年学大会的主题为"科学要为健康的老龄化服务",认为老年人最重要的是拥有健康。做好老年人保健工作,不仅有利于老年人的健康长寿和延长生活自理能力的年限,提高老年人的生活质量,更有利于社会的稳定和发展。而当前的状况是,很多老人非常重视养生保健,但是方式方法缺乏科学性和实用性。因此,本节内容根据老年人的特点,普及中医药及养生保健知识,倡导科学生活方式和习惯,提高自我保健能力及水平,提高老年人晚年生活水平,延长老年人寿命。

二、老年人生理特点

老年保健应注意以下这些生理特点,有益于祛病延年。

1.脏腑虚弱

正如《寿亲养老新书·饮食调节》曰:"高年之人,真气耗竭,五脏衰弱,全抑饮食以资气血。"

2.代谢减慢

老年人的身体状况发生改变,代谢能力也开始降低,如老年人缺钙,容易骨质疏松;部分老年人血脂增高,容易出现高血压、冠心病。

3.适应性下降

老年人适应环境及自我调控的能力低下,若遇不良环境和刺激因素,易于诱发多种疾病,较难恢复。

三、老年人中医膳食保健

（一）要饮食有节

中医认为,脾为后天之本,只有节制饮食,爱护脾胃,才能少生病,吸收足够的营养来补充元气,维护人体的健康。老年人饮食要多样,以五谷为养,以五果为助,以五畜为益,以五菜为充,使谷果、畜、蔬菜适当搭配,营养丰富全面,延缓衰老。老年人脾胃功能较弱,消化能力较差,应当注意避免增加胃肠道负担。注意清淡饮食,不宜过饱,不宜过冷。要注意饮食禁忌:不要吃太多高脂肪、高热量的食物;不要吃太甜、太辣、太咸的食物;不要吃太烫、太凉的食物。

（二）常见食物的营养及药膳

1. 山药

性味、归经:甘、平,归脾、肺肾经。

功效:补脾养胃、生津益肺、补肾涩精。

药膳举例:山药羊肉粥。鲜山药 200 克,嫩羊肉 100 克,粳米 100 克。此粥有益气温阳,滋阴养血之功,可健脾补肾,固元抗衰之效。

2. 大枣

性味、归经:甘、温,归脾、胃、心经。

功效:补中益气、养血安神、缓和药性。

药膳举例:红枣花生汤。红枣去核30克,花生120克连皮。此汤有益气生血、健脾养心之功,可补血止血,安神定志。可广泛用于中老年人群日常保健,也可用于营养性贫血。

3. 黄芪

性味、归经:甘、微温,归脾、肺经。

功效:健脾补气、益卫固表,升阳举陷、利尿托毒生肌。

药膳举例:黄芪补气粥。黄芪10~15克,粳米100克。此粥有补气养肺、升阳和中之功,可扶弱抗衰、固表止汗。用于儿童和老年人日常保健;亦适用于反复感冒、自汗不止、动则少气等现象。

4. 生姜

性味、归经:辛、温,归肺、胃、脾经。

功效:发散风寒、温中止呕,温肺止咳,解鱼蟹之毒。

药膳举例:生姜粥。生姜5片、粳米50克,连须葱数茎。此粥有解表散寒,温胃止呕之功。适用于外感风寒暑湿之邪所致的头痛身痛、无汗畏寒等症。

5. 党参

性味、归经:甘,归脾、肺经。

功效:补气健脾、益肺生津、养血。

药膳举例:参归炖母鸡。党参10克、当归10克、母鸡1500克左右。此药膳有补气营养血、滋阴填精髓之功,可抗衰强体、健脾温胃。

6. 当归

性味、归经:甘、辛、温,归肝、心、脾经。

功效:补血调经、活血止痛、润肠通便。

药膳举例:当归红枣粥。当归 15 克、红枣 10 枚去核,砂糖适量。此粥功能补血调经,益气健脾、活血止痛,润肠通便。尤宜用于妇女日常保健,亦可用于气血不足;经络瘀滞所致的月经不调,也可用于营养性贫血、失血性贫血等病。建议每日一剂,分早晚空腹温服,可常服。

7. 赤小豆

性味、归经:甘、酸、微寒,归心、小肠、脾经。

药膳举例:赤小豆粥。赤小豆 15 克、大米 50 克,白糖适量。此粥有健脾利湿、解毒消肿下气通络之功。适用于脾虚湿盛所致的水肿胀满。

8. 山楂

性味、归经:酸、甘、微温,归脾、胃、肝经。

功效:消食开胃,行气导滞,活血止痛。

药膳举例:山楂肉丝。鲜山楂 10 克、猪瘦肉 100 克。此菜有滋阴润、消食化积、健脾活血之功,用于中老年日常保健较宜;亦适用于脾胃不足,运化障碍,瘀血阻络所致的食积不化;对于高脂血症、高血压症、冠状动脉硬化、慢性肝炎患者,常食方可有效。

9. 葛根

性味、归经:甘、辛、平,归脾、胃经。

功效:发表透肌、生津止渴、除烦、升阳止泻、解酒。

药膳举例:葛根粥。葛根 30 克、红枣 10 克、绿豆 50 克。此粥有发表解肌、解毒透疹、生津止渴之功。尤宜用于中老年日常保健,对冠心病、动脉粥样硬化有效,有降血压等功效。

10. 薏苡仁

性味、归经:甘、淡、微寒,归脾、胃、肺经。

功效:利水渗湿、健脾止泻、祛湿除痹、清热排脓。

药膳举例:薏苡仁粥。薏苡仁米 50 克、大米 50 克,白糖适量。此粥有渗水湿,补脾胃、营养气血,安神志之功。尤宜用于中老年人及更年期妇女日常保健,也适用于脾胃虚弱、气血不足所致的面唇淡白无华、心悸失眠等症。

11. 莲子

性味、归经:甘、涩、平,归脾、肾、心经。

功效:补脾益肾、养心安神、固精止遗,止泻止带。

药膳举例:莲子红枣桂圆粥。莲子 30 克,红枣、桂圆各 20 克,冰糖适量。此粥有健脾养心、补血安神之功,尤宜用于妇女日常保健,亦可用于心脾两虚、气血不足所致的头晕眼花神疲乏力、心悸、失眠健忘,对营养性贫血、产后缺乳等症有效。

12. 菊花

性味、归经:甘、苦、微寒,归肺、肝经。

功效:疏散风热、平肝明目。

药膳举例:菊花粥。菊花 10 克、大米 100 克、白糖适量。此粥有疏风清热、平抑肝阳之功。用于春夏日常保健较宜。亦可用于外感风热,头痛咽肿,常用于高血压、冠心病、高脂血症等病症。

13. 决明子

性味、归经:苦、甘、咸、微寒,归肝、肾、大肠经。

功效:清肝明目、润肠通便。

药膳举例:决明子菊花粥。决明子 10 克、菊花 10 克、硬米 100 克。此粥有清肝明目、润肠通便之功。适用于大便秘结、目赤肿痛、视物模糊等症,可用于高血压、高血脂症、动脉粥样硬化、习惯性便秘等疾病,建议每日一剂早晚分服之,连服 5~7 天。

14. 天麻

性味、归经：甘、平,归肝经。

功效:平抑肝阳、祛风通络。

药膳举例:天麻粥。天麻 3 克、大米 100 克、白糖适量。此粥有平抑肝阳、熄风通络之功。尤适用于中老年日常保健,对头目眩晕或风湿痹痛、手足麻木等症有效。建议每日一剂,分 2 次饮食,常服方可奏效。

15. 木瓜

性味、归经:酸、温,归肝、脾、胃经。

功效:祛风湿、舒经活络、和胃化经。

药膳举例:木瓜饮。木瓜1个、蜂蜜80克、姜3片。此饮有和胃化湿、舒经活络之功,长夏暑湿为甚之季及中老年保健较宜,亦可用于脚气浮肿风、寒湿痹等症。

(三)中医四季膳食

1. 春季老年人饮食养生

春季多雨、多风、多寒、多湿。我国传统中医认为,辛能散风,温能祛寒,淡能渗湿,甘能健脾。所以结合气候变化特点,从防病健身两方面采取一些有效的方法,春季养生,注重养肝,以辛甘、清淡为主。

春季宜选择的食物:多吃青绿色的食物,可以强肝护肝。中医认为,肝主疏泄,从情志、气血等方面来调畅气机。肝藏血,具有贮藏血液和调节血流量,对血压、维持心脏功能有益。常见的青绿色蔬菜有菠菜、香菜、芹菜、豌豆苗、油菜等。从营养学角度,青绿色食物都含绿叶素、维生素C、胡萝卜素、叶酸、钙、钾等。

主食以粳米、灿米为主,味甘性温,能够补中益气、健脾胃、营养胃生津。肉类宜选择鸡肉、鸭肉等,性温而甘,不油腻,有助于体内消化;鱼类食物高蛋白、低脂肪,易于消化吸收且富含多种维生素。各种菌类,如香菇、木耳等,也可选食。各类水果可选择苹果、香蕉、梨子、草莓、猕猴桃等。

2. 夏季老年人饮食养生

夏季在五行中属火,在五味中属苦,夏季重在养心,所以,夏季适宜清淡滋补,尤其是时逢炎热酷暑,常有食欲不振等现象。夏季养生的难点,一是暑热外蒸,二是腹内阴冷,大量的冷饮瓜果会损伤人体的阳气,这就违背"春夏养阳"的养生思想。因此,在夏季应以清淡为主;老年人脾胃虚弱,应以蔬菜、谷类、豆类、食物为主,可多食用粥类食物。

夏季应选择的食物:主食以粳米、籼米为主,味甘性温,能够补中益气,健脾胃、养胃生津;肉类多选择脂肪含量低、味甘性平的火腿、瘦肉、鱼类、蛋类、虾类食物;夏季蔬菜丰富,主要以解暑败火、清淡为主,如苦瓜、黄瓜、丝瓜、西红柿、豆角、土豆、南瓜;水果种类丰富,但脾胃虚弱者,少食为宜。

3. 秋季老年人饮食养生

秋季天气由热变凉,易肝气虚、肺气虚,饮食上要以养肺、润肺为主。老年人易出现干咳、无痰、便秘等症状,宜多服用凉润之品,预防秋燥伤人。以健脾补肝清肺为主。

主食小米、玉米、高粱米、荞麦等。肉类多选择鸭肉、鱼肉、虾类、螃蟹等。蔬菜多选择山药、莲藕、南瓜、土豆、绿豆芽、黄豆芽、包菜、紫甘蓝等。水果多选择润肺、防秋燥的,如百合、梨、葡萄、苹果、石榴等。

4.冬季老年人饮食养生

冬季天气寒冷,中医认为阳气藏于内,冬季进补宜以平衡阴阳、疏通经络、调和气血为主。根据中医"虚则补之,风寒则温之"的原则,以提高老年人抵抗力、免疫力为主,应多吃温性、热性,特别是以温补肾阳的食物进行调理,提供富含蛋白质、维生素,易于消化吸收的食物。

主食宜选用粳米、玉米、山药、土豆、南瓜、小米、糯米等食物,多食用黑色的食物补肾。肉类多选择羊肉、牛肉、鸡肉、瘦肉等脂肪含量低、滋补功能好的食物,水产类带鱼、黑鱼等利于消化吸收的食物。蔬菜多选择韭菜、萝卜、花菜、山药、土豆、南瓜、木耳、香菇、芹菜等。水果多选择苹果、菠萝、荔枝、桂圆等,也可作为粥类的食材。

四、老年人中医运动养生保健

运动,古人又称为"动形""练形"。运动养生法是通过适量的运动来保养生命的方法。我国古代医学家创立的以模仿虎、鹿、熊、猿、鸟五种动物的五禽戏,作为强身健体的肢体活动,是古代人们进行运动养生的一种原始方法。中医养生术有五禽戏、八段锦、易筋经、太极拳以及被动的推拿等。

1.太极拳

太极拳把拳术中的手、眼、身、步的协调配合与引导、吐纳有机结合起来,从而达到人与自然、肢体与意识的高度统一,是一种有实效的传统养生法。太极拳运动对老年人心血系统有着积极影响,能够增强机体的血液供应,提高血液循环速度,对预防冠心病、高血压、脑卒中等老年疾病有积极作用。

2.八段锦

八段锦是由八种不同动作组成的健身术,故称"八段"。八段锦的运动强度和动作编排次序符合运动学和生理学规律,动作间充满了对称与和谐,以其内实精神,外示安逸,虚实相生,刚柔相济,易动形随,神形兼备的运动,促进真气在体内的运动,以达强身健体之效。八段锦可提高老年人的心血管、呼吸系统功能。八段锦运动可以有效防治高脂血症,预防冠心病的发生,是适合中老年的有氧运动健身方式。

五、老年人常用中医穴位养生保健

1.合谷穴

合谷穴位于虎口,在手背第1、第2掌骨之间,约平第2掌骨中点处,和手心的劳宫相对。

"肚腹三里留、腰背委中求、头项寻列缺、面口合谷收。"古人的针灸歌诀总结出合谷和列缺、委中、足三里四个重要穴位的主治病症。肠胃肚腹的疾病取足三里,腰背疼痛取委中,头侧颈项的病症取列缺,头面部的病症取合谷。

合谷能补能泻,是治病保健的重要穴位。它可以祛风散寒,疏通经络,开窍醒神,对感冒发热、各种头痛、鼻炎、牙痛、中风不语、口眼歪斜、神昏嗜睡都有很好的疗效。合谷穴还有补气的作用,能够治疗气虚、脱证。合谷配合足三里能够补益中气,相当于补中益气汤的效果;合谷配合关元可以补气回阳,相当于参附汤的急救效果。

2. 内关穴

内关穴位于前臂内侧腕横纹上 2 寸之处,在两根肌腱的中间,和腕横纹外侧的外关相对。

内关是手厥阴心包经的穴位,为八脉交会穴之一,一穴多用,有广泛的适用范围。心包是心脏的包膜,它可以疏通经络,改善心脏供血,治疗多种的心脏疾患,比如心悸、胸痛、胸闷等;它可以降胃气,配合足三里治疗胃痛、呃逆、呕吐、打嗝;它可以镇静安神、滋阴降火,配合神门、三阴交治疗失眠、烦躁、内热、掌心发热、出汗等病症。经常揉按内关穴对于心脑血管疾病、肠胃功能紊乱、神经衰弱等都有很好的预防和治疗效果。晕车常常表现为头晕、恶心呕吐,这是脾胃虚弱、胃气上逆的缘故,重按两个手腕内侧的内关穴可以有效防治晕车。

3. 风池穴

风池穴在双耳后、枕骨下,发际边缘的凹陷处。

"风为百病之长",风池对于抵御和排出风寒外邪有着不可替代的重要作用。它可以祛风散寒、疏通经络,治疗各种感冒、头痛、鼻塞等感受外邪引起的疾病,容易感冒的人经常揉按风池穴是预防感冒简便易行的好方法。经常保持一个姿势不动容易患颈椎病,按揉风池可以宣畅经气、舒筋活络,对颈椎病、颈项强直、疼痛等病症有很好的预防作用。风池可以醒脑开窍、改善大脑供血,是治疗脑血管病、昏迷、痴呆、失语的特效穴位,这时可以配合风府、哑门等穴位使用。风池穴配合太阳穴还可以缓解疲劳。

4. 神阙穴

神阙穴就是肚脐眼,位于腹部中央,是循行于人体前面正中线任脉上的重要穴位。

任脉循行于胸腹正中线,上连心肺、中经脾胃、下通肝肾,脐为任脉经气的汇聚之处,奇经八脉的任、带、冲脉都从脐部循行而过,五脏六腑的心肺、脾胃、大小肠、膀胱、子宫等都和它发生着密切的联系。小腹居于下焦的阴寒之地,为"阴中至阴",如果饮食生冷或者腹部受凉,就会引起胃痛、胃胀、便秘、腹泻、手足发凉、小便清频等多种病症,因此神阙保健是防病养生的重中之重。

腹部应该经常按揉,摩腹是孙思邈的养生十三法之一。先把双手搓热,然后两手相叠,掌心以脐为中心做顺时针按揉。先从肚脐向上移动到胃脘,然后再向下移动到小腹,正反方向交替各按揉数十次。以手掌整体去按,然后以手指重点按揉神阙上的中脘、神阙两边的天枢、大横以及神阙下面的气海、关元、子宫等穴位,就可以起到促进肠胃蠕动、帮助消化、温经散寒、缓急止痛等作用。如果按揉之后再加上艾盐包等热熨神阙,效果更好。

艾灸神阙还可以驱寒回阳,培补元气,激发人体的自愈功能,对阳气不足、四肢发凉、畏寒怕冷等风湿病、五更泻有效。

5. 肾俞穴

肾俞穴是膀胱经的穴位,和命门在一条水平线上,按摩命门穴和肾俞穴可以壮腰强肾、舒筋活络,是强肾健体的好方法。把两手掌对搓发热,紧按腰眼,用力向下推摩到尾骶部,然后再向上反复按摩,这样不仅可以放松腰部肌肉,迅速恢复体力,持之以恒,坚持锻炼还可温肾壮阳,防治腰椎病、腰肌劳损、风湿病等。

6. 足三里

位于膝下3寸、小腿的前外侧。足三里是足阳明胃经的穴位,有很强的补气作用,是人体保健的要穴。足三里配合相应的穴位可以治疗多种疾病:疏通经络,治疗下肢麻木、疼痛、水肿等局部病症,可以配合阳陵泉、绝骨等穴;促进肠胃蠕动,治疗胃痛、腹胀、肠鸣、泄泻等各种各样的肠胃疾病,可以配合内关、中脘、上巨虚和下巨虚等穴。配合合谷穴可以升提中气,配合神阙穴可以回阳救逆,配合三阴交可以气阴同补,配合血海穴可以气血同调。

脾胃是人的后天之本、营养的来源,经常揉按足三里可以补脾健胃,增强抗病能力,保持旺盛的精力,延年益寿,因此人们说"常常拍打足三里,胜过食用老母鸡"。足三里也是保健艾灸的常用部位,"若要身体安,三里常不干",常灸足三里可以增强免疫功能、益寿强身,对肠胃、心血管系统等有防治作用,艾灸足三里可以预防中风,发病后及早艾灸可以使瘫痪肢体迅速恢复功能。

7. 三阴交

三阴交为足太阴、厥阴、少阴三条经脉的交会穴,对脾、肝、肾三经病变以及多种男科、妇科病症都有广泛的治疗作用,是保养阴血的关键穴位。三阴交配合血海穴、隐白穴可以调经止带,治疗月经不调、痛经、赤白带下、不孕症;配合气海穴、关元穴可以补肾固精,治疗阳痿、早泄、遗精、尿频等病症;配合神门穴、内关穴相当于天王补心丹,可以养心安神、滋阴降火,治疗虚火上升、失眠等病症。

8. 涌泉

谚语有云:"受人之恩,当涌泉相报。"涌泉是足少阴肾经的首要穴位,在足心前1/3的凹陷中,是肾水的源泉,人体长寿的大穴。经常按摩此穴则肾精充足、耳聪目明、精力充沛、腰膝壮实不软,行走有力、性功能强盛。脚底集中了全身器官的反射区,足疗可以改善各个脏腑器官的功能,对于治疗神经衰弱、失眠多梦、消化不良、胃痛、腹胀、便秘、腹泻、月经不调、腰腿疼痛、血压增高等都有非常好的效果。神阙和涌泉都是外敷药物治病的常用穴位,涌泉穴外敷药物可以引火下行,治疗肾水不足、虚火上升的多种病症。例如醋调吴茱萸敷于足心可以治疗虚火牙痛、头晕目赤、咽喉肿痛等病症。常按涌泉穴还可以开窍醒神,对脑血管病引起的神昏痴呆、中风不语、肢体瘫痪有辅助治疗效果。

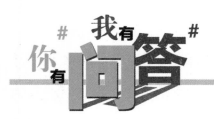

问题1：何为"四性五味？

答："四性"即寒、凉、温、热。寒、凉食物多有清热、泻火、凉血、解毒、滋阴等作用；温、热性食物有温经、散寒、助阳、活血、通络等作用。"五味"即酸(涩)、苦、甘(淡)、辛、咸。酸收、苦降、甘补、辛散、咸软。

问题2：中医养生延缓衰老的措施有哪些？

答：首先，重视肾气的调补。其次，重视脾胃的调理 。对衰老的延缓，除调补肾元、脾胃外，其他脏器也应兼顾，因人体是一个有机的整体，肝、心、肺等脏器的衰退亦会加速整个人体的衰老进程。

问题3：传统健身运动的原则有哪些？

答：一般原则因人而异，应因时制宜、循序渐进、持之以恒，但在某些病理情况下，持之以恒，亦非绝对，要根据机体的健康状态来确定其原则。

任务二　老年养生保健注意事项

一、老年运动时注意事项

1. 养成习惯，持之以恒

三天打鱼，两天晒网，就达不到好的锻炼效果。

2. 合理安排，循序渐进

学习动作要由易到难、从简单到复杂，循序渐进逐步提高，运动量要根据自身的条件从小到大，大中小结合，有节奏地增加。逐次加大运动量和不断提高动作的难度，才能得到良好的锻炼效果。

3. 强调适度，量力而行

要根据个人的年龄、健康水平和身体素质，来选择适合自己的项目和运动量进行锻炼，要量力而行，不要勉强。还要注意场地是否平整、设备是否牢固、注意安全保护等。

二、老年起居养生注意事项

1. 劳逸适度

老年人机体功能逐渐减退，较易疲劳，尤当注意劳逸适度，要尽可能做些力所能及的体力劳动或脑力劳动，但切勿过度疲倦，以免"劳伤"致病，并且做到"行不疾步、耳不极听、目不极视、坐不至久,卧不极疲","量力而行,勿令气之喘,量力谈笑,才得欢通,不可过度"。《保生要录》指出:"养生者,形要小劳,无至大疲。欲血脉常行,如水之流频行。"因此,平常应保持劳逸适度,如老年人做家务就是较适度的锻炼。

2. 良好的卫生习惯

老年人应保持良好的卫生习惯,面宜常洗,发宜常梳,早晚漱口。临睡前,宜用热水洗泡双足。要定时排便,经常保持大小便通畅,及时排除导致二便障碍的因素,防止因二便失常而诱发疾病。

3. 性生活适度

老年人的肾气逐渐衰退,房室之事应随增龄而递减。年高体弱者要断欲独卧,避忌房事。体质刚强有性要求者,不要强忍,但应适度。

三、老年膳食注意事项

1. 不贪精

老年人长期讲究食用精白的米面,摄入的纤维素少了,就会减弱胃肠的蠕动,易患便秘。

2. 不贪肉

老年人膳食中肉类脂肪过多,会引起营养平衡失调以及新陈代谢紊乱,易患高胆固醇血症和高脂血症,不利于心脑血管病的防治。

3. 不贪硬

老年人的胃肠消化吸收功能减弱,如果贪吃坚硬或是煮得不熟烂的食物,久而久之易得消化不良或胃病。

4. 不贪迟

三餐进食时间宜早不贪迟,有利于食物消化与饭后休息,避免积食或是低血糖。

5. 不贪热

老年人饮食宜温不宜烫,因热食易损害口腔、食管和胃。老年人要是长期服用烫食刺激,还易罹患胃癌、食道癌。

6. 不贪快

老年人因牙齿脱落不全,饮食若贪快,咀嚼不烂,就会增加胃的消化负担。同时,还易发生鱼刺或是肉骨头鲠喉的意外事故。

7. 不贪酒

老年人长期贪杯饮酒,会使心肌变性,失去正常的弹力,加重心脏的负担。同时,老人多饮酒,还易导致肝硬化。

四、老年中医养生保健观念要正确

中医养生之道是系统养生,从人的生活规律、饮食习惯、调理内循环、排除内毒、利用药草调理自然地恢复等一系列方法,长期调养身体,维持身体处于健康状态,从而最大限度地减小患病概率,让身体处于平衡之中。凡是违反身体运作自然规律的就是违反养生之道。

现在社会风气浮躁,人们常常不愿意花很多时间在养生上面,一些不法商贩为了圈钱,速成的"养生药方"就应运而生了。很多人误听误信非法广告推广的一些养生药品和所谓的"速成"方法,其结果是,吃了保健养生的食品和中药方,觉得没有效果,以为是"药"不行就继续换药或者放弃养生。

养生养生,重在一个养"字",需要细心地养、耐心地养。所以不要误听误信传言,追逐那些速成养生。

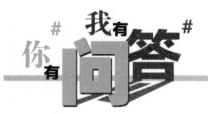

问题1:多吃补药能长寿、防癌?

答:有一些补药被老人视为延年益寿的法宝,并大量食用。事实上并没有确切证据表明多吃补药可以延长寿命、抗癌。

问题2:晨练越早越好?

答:许多老人喜欢晨练,认为晨练越早越好,却不知过早锻炼会有害健康。因为睡眠不足时可能会诱发血管痉挛,进而引发脑中风等。另外,经过一夜的睡眠,体内的血液黏稠度会比较高,血压也比较高,如果进行过多的晨练也很容易突发心脑血管疾病。

问题3:定期输液能预防脑卒中?

答:初春和入秋是脑卒中的高发季节,为了预防,不少老年人选择在这两个时节输液,认为输液能冲掉血管中的血脂,预防血栓形成,从而预防脑卒中。其实,短期输液不能预防脑卒中,也不可能"冲掉"血脂,只是老年人给自己的心理安慰。

学习感受留言板

分析王女士喝绿豆汤养生的心理和错误原因:王女士患冠心病多年,看电视节目误信喝绿豆汤治疗疑难病症的"速成"方法,没能结合自己体质,不但没有养生还损害了脾胃。她的经历告诉我们,养生要用正确的方法,不能妄想"速成"。

学习感受留言板

（刘润秋）

参考文献

1. 刘晓红,陈彪. 老年医学[M]. 北京:人民卫生出版社,2020.

2. 陈孝平,汪建平,赵继宗. 外科学[M]. 北京:人民卫生出版社,2018.

3. 黄晓东,邓长生. 老年胃肠病学[M]. 北京:人民卫生出版社,2017.

4. 王庸晋,宋国华. 内科学[M]. 北京:人民卫生出版社,2014.

5. 李法奇. 老年医学[M]. 北京:科学出版社,2016.

6. 谢幸. 妇产科学[M]. 北京:人民卫生出版社,2018.

7. 严蓉蓉,袁江静,王玉东. 2020年美国癌症协会普通风险人群的子宫颈癌筛查建议解读[J]. 中国实用妇科与产科杂志,2020(12):1177-1183.

8. 赫捷,陈万青,李霓,等. 中国女性乳腺癌筛查与早诊早治指南(2021,北京)[J]. 中华肿瘤杂志,2021(4):357-382.

9. 中国抗癌协会泌尿男生殖系统肿瘤专业委员会前列腺癌学组. 前列腺癌筛查中国专家共识(2021年版)[J]. 中国癌症杂志,2021(5):435-440.

10. 国家消化系统疾病临床医学研究中心(上海),国家消化道早癌防治中心联盟,中华医学会消化内镜学分会,中华医学会健康管理学分会,中国医师协会内镜医师分会消化内镜专业委员会,中国医师协会内镜医师分会内镜健康管理与体检专业委员会,中国医师协会内镜医师分会内镜诊疗质量管理与控制专业委员会,中国健康促进基金会,国家消化内镜质控中心,中国抗癌协会肿瘤内镜学专业委员会. 中国早期结直肠癌筛查流程专家共识意见(2019,上海)[J]. 中华内科杂志,2019(10):736-744.